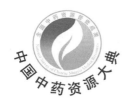

U0188358

广西中药资源发展报告 ——指数专辑 （2022—2023）

主 编

黎甲文　张占江　谷筱玉　余丽莹
杨　光　柯　芳　黄雪彦　谢月英

上海科学技术出版社

内 容 提 要

随着广西第四次中药资源普查的圆满收官，广西富饶的生物资源也得到了充分挖掘。本书结合普查工作成果，详细介绍了广西中药资源普查、药用植物保育研究、壮瑶药传承挖掘、国际贸易、中药材价格指数编制、价格指数运行效果分析以及端午药市调查研究等内容。全书通过实地和文献调研与访谈相结合的方式，总结广西资源产业发展现状、科技成果及热点问题，凸显广西中医药产业发展的民族特色。

本书突出广西中药资源地方特色，可为中药资源行业从业者及相关行政管理工作者提供有力的理论和数据支撑。

图书在版编目（CIP）数据

广西中药资源发展报告. 指数专辑. 2022-2023 / 黎甲文等主编. -- 上海 : 上海科学技术出版社, 2023.12
ISBN 978-7-5478-6442-5

Ⅰ. ①广… Ⅱ. ①黎… Ⅲ. ①中药资源－研究报告－广西－2022-2023 Ⅳ. ①R282

中国国家版本馆CIP数据核字(2023)第230929号

广西中药资源发展报告——指数专辑（2022—2023）
主　编　黎甲文　张占江　谷筱玉　余丽莹
　　　　杨　光　柯　芳　黄雪彦　谢月英

上海世纪出版(集团)有限公司
上海科学技术出版社　出版、发行
(上海市闵行区号景路 159 弄 A 座 9F－10F)
邮政编码 201101　www.sstp.cn
上海普顺印刷包装有限公司印刷
开本 787×1092　1/16　印张 13
字数：240 千字
2023 年 12 月第 1 版　2023 年 12 月第 1 次印刷
ISBN 978－7－5478－6442－5/R·2910
定价：108.00 元

编写委员会

前　言

广西第四次中药资源普查显示，广西现有野生资源 8 966 种，其中动物资源 1 066 种，矿物资源 49 种，植物资源 7 851 种。全区中药材种植面积约 700 万亩，规模以上中药生产企业 110 多家，遴选了"桂十味"道地药材和 31 种区域特色药材，建设有 82 个中药材示范基地和 19 个"定制药园"，中药材产业发展态势良好。2022 年 1 月 29 日，广西壮族自治区人民政府办公厅印发了《广西中医药壮瑶药发展"十四五"规划》(桂政办发〔2022〕12 号)，旨在提升中医药壮瑶药医药服务能力、协调推进中医药壮瑶药医药产业高质量发展，提升中医药壮瑶药对推进健康广西建设、提高居民健康水平的贡献度。

为促进广西中药产业绿色、可持续发展，总结广西中药产业发展现状、科技成果及热点问题，凸显广西中医药产业发展的民族特色，编写组成员在实地调研和文献调研的基础上，访谈广西壮族自治区药用植物园、广西中医药大学等科研单位的专家、学者，将调研、访谈结果编写、整理成本报告。

《广西中药资源发展报告——指数专辑(2022—2023)》分为上中下三篇，上篇为广西中药资源概述，中篇为广西中药材价格指数编制与分析，下篇为广西端午药市调查报告。

上篇在延续以往报告提纲的基础上，突出广西壮族自治区的民族特色和广西药用植物园在药用植物保育研究领域的成果，在阐述广西中药资源产业发展现状的基础上，着重介绍了广西壮瑶药的传承挖掘和药用植物保育的研究进展。中篇广西中药材价格指数编制与分析，是本报告的重点和亮点，以"桂十味"、广西区域特色药材和道地药材、外来药材为代表品，采用固定权数加权算术平均法编制广西中药材价格指数，并进行指数运行效果的实证分析及应用研究。下篇主要介绍了端午药市。端午药市是广西地区最具有民族文化传承特色的活动之一，在实地调研的基础上，以靖西端午药市为例，撰写端午药市调查报告，从历史沿革、市场规模、民族文化传承、发展趋势和存在的问题等方面详细介绍端午药市。

在本报告编写和出版过程中，感谢各位编者严谨的科学态度和认真工作的精神，感谢上海科学技术出版社的大力支持。报告中引用了较多专著、期刊、报道的有关内容,谨向文献作者致以深切谢意。由于我们业务水平有限,调查研究和资料工作尚欠系统深入,部分章节可能存在缺点和误差,敬请广大读者指正。

编　者

2023 年 8 月

目　录

上篇　广西中药资源概况

中篇 广西中药材价格指数编制与分析

下篇　广西端午药市调查报告

导　　论

广西是我国三大物种宝库之一,也是我国传统道地药材产区,药用资源丰富,同时拥有极具特色的民族医药资源,其独特的民族医药文化在民族文化中占有极为重要的地位。广西地理位置优越,是西南地区最便捷的出海通道,在我国与东南亚各国的经济和文化交流中占有重要地位。越南作为连接广西和东南亚各国贸易的纽带,已成为广西植物药出口最大的中转站,广西对越出口中药材及饮片占全国对越出口中药材及饮片的95%。广西中医药产业体系已基本形成,在"产、学、研"结合方面也取得了显著的成果。

2022年,广西壮族自治区人民政府印发《广西中医药壮瑶医药发展"十四五"规划》,提出广西将在推进中医药壮瑶医药和现代科学相结合相促进中不断释放广西中医药壮瑶医药发展的潜力和活力,加快推进中医药壮瑶医药标准化、现代化、产业化、国际化,构建广西特色的中医药壮瑶医药服务体系、创新体系和产业体系。

一、全面完成资源普查工作

1. 凝聚了中药资源普查队伍　广西共有2737人次参与了第四次中药资源普查工作,通过中药资源普查,将全区中药资源相关单位、专业人员纳入普查队伍当中,省市县三级联动机制调动全区上下的管理、科研、医疗、产业力量投入,培养了一批有朝气、有执行力的管理和专业人才,凝聚了一支能打硬仗的专家队伍。广西各普查单位基于普查工作共培养了硕士研究生18名,普查小组组长或队员晋升高级职称37名,入选广西"十百千"人才工程3名,获"全国少数民族医药工作表现突出工作者"2名,获全国五一劳动奖章1名。

2. 摸清了广西中药资源家底　广西第四次中药资源普查调查到的8966种野生资源中,动物资源有363科701属1066种,矿物资源有49种,植物资源有363科2083属7851种。已查清有药用功效的物种有7512种,其中动物363科701属1066种、矿物49种、植物355科1940属6397种,占调查到的资源物种总数的83.78%,其中《中国药典》(2020年版)收录有383种。此次调查较第三次资源普查植物物种数量增加了3897种,增幅98.56%,其中药用植物物种数量增加2443种,增幅61.79%;属数量增加了369属,科数量增加了26科。普查队共发表植物新科1科、新种55种(含老挝新种1种),发现中国新记录2属10种,广西新记录16属85种,西藏新记录2种。

3. 发表中药资源普查系列成果　广西共发表普查相关论文 117 篇(其中 SCI 48 篇),出版著作 17 部,发布标准 11 项,获软件著作权 2 项,授权专利 1 项。各普查单位结合文献整理、资源调查和民族应用调查成果,编制并出版《桂本草》等著作,大大促进了广西主产道地药材及壮药等资源的生产、保护、开发与应用。普查队组织编撰的《广西中药资源大典》县卷、专题卷,目前已完成恭城卷、资源卷、灌阳卷、龙胜卷、环江卷、罗城卷、隆安卷等 17 部县卷。

4. 普查成果推广应用成绩显著　自治区中药材种植规模和质量显著提升,32 个中药材种植基地列入自治区现代农业主导产业示范区,其中广西现代特色农业(核心)示范区 6 个,广西现代特色农业示范区 8 个;广西现代特色农业示范园 18 个;规模化、规范化、标准化道地药材种植基地面积超过 50 万亩。自治区中医药管理局自 2019 年开始在全区推进中药材种植示范基地和定制药园建设,进一步将区中药资源优势转化为产业优势、经济优势。自治区普查技术依托单位积极参与地方中药产业规划编制,在摸清各普查县域中药资源本底的基础上,围绕广西道地、大宗、特色药用植物资源的保护和可持续利用,编制县域中药资源或中药产业发展规划,为地方中药材生产提供科学指导和技术服务,切实为地方中药产业助力。

二、加快药用植物保育研究,建立大数据中心

1. 药用植物保育多组学研究进展迅速　随着科学技术的进步和生物信息学的发展,药用植物研究从原来的宏观形态学研究逐渐向细胞和分子生物学水平发展,最终进入多组学多学科交叉的药用植物 4.0 时代。药用植物 4.0 是信息技术、生物技术与药用植物高度融合的技术创新体系,随着以高通量组学检测技术为代表的生物技术的发展,生物医学研究领域开始进入大数据时代,药用植物保育学研究也迎来前所未有的时机。广西药用植物园联合多家公司和机构开展了"药用植物 4.0"研究,广泛采集药用植物研究大数据,通过大数据分析方法加快、加强药用植物保育学的研究,促进药用植物保育多组学研究。

2. 药用植物大数据中心初步建成　2018—2022 年广西壮族自治区药用植物园、广西华大基因科技有限公司、中国中医科学院中药研究所、云南农业大学、珠海澳大科技研究院、广西中医药大学、广西大学、广西壮族自治区肿瘤防治研究所、北京市计算中心有限公司等 10 家单位围绕建立"药用植物跨组学大数据集"这一主线,充分利用现代信息技术与高通量组学技术,获得药用植物基因组、转录组、全长转录组、蛋白质组、代谢组等多组学大数据,同时采用高通量药效筛选明确广西常用药用植物中的活性馏分及化合物单体,在此基础上开展药用植物资源的数据化,共同建设"药用植物大数据中心"。"药用植物大数据中心"涵盖药用植物的物种、基因

组、转录组、代谢组、化合物、疾病和药物相关数据库,将药用植物基本信息、组学数据信息、有效成分信息、药物信息、疾病信息及药效评价信息这 6 大类信息彼此联动,初步构建了能够支撑我国中药产业发展的知识服务平台。

三、重视民族医药发展,推进壮瑶药传承

1. **自治区高度重视中医药民族医药发展**　自 2009 年国务院出台《关于进一步促进广西经济社会发展的若干意见》,广西壮族自治区政府 2011 年发布了《广西壮族自治区壮瑶医药振兴计划(2011—2020 年)》、2017 年发布了《广西全民健康素养促进行动计划(2017—2020 年)》、2022 年发布了《广西中医药壮瑶医药发展"十四五"规划》《广西中医药壮瑶医药振兴发展三年攻坚行动实施方案(2021—2023 年)》《关于加快中医药壮瑶医药特色发展的若干政策措施》等文件,将中医药壮瑶医药的发展提升到非常重要的高度,中医药壮瑶医药在传承与发展方面取得了很多积极成效。2023 年 7 月,自治区人民政府办公厅印发了《广西中医药壮瑶医药振兴发展重大工程实施方案》,规划到 2025 年,加快优质高效中医药壮瑶医药服务体系建设,实现县办中医医疗机构全覆盖。加快推进广西 2 个国家中医药传承创新中心项目建设,争创一批国家中医药局重点实验室,科技创新能力明显提升。中医药壮瑶医药产业优势逐渐形成,产业高质量发展水平显著提升。大力弘扬中医药壮瑶医药文化,中医药壮瑶医药影响力进一步提升。中医药壮瑶医药成为全面推进健康广西建设的重要支撑,中医药民族医药强区建设取得明显成效。

2. **持续推进中医药壮瑶药文化传承挖掘**　2022 年 7 月 14 日,自治区中医药管理局印发《广西民族药认定程序(试行)》《广西民族药认定标准(试行)》两份文件,明确通过组织开展广西民族药认定,遴选出一批具有壮瑶医特色,安全、有效、经济、适用的民族药,推动广西优势重点药品进入国家医保目录和国家基本药物目录。8 月17 日,广西中医药局发布《关于公布广西民族药名单(第一批)的通知》,对 46 家企业申报的 346 个药品进行认定,经过评审、公示、复核等程序,最终认定 218 个药品为第一批广西民族药。自 1959 年第一部壮医药图书——《陶针疗法》出版以来,广西民族医药图书出版规模不断扩大。其中,壮医药、瑶医药、苗医药、京医药、毛南医药等特色民族医药事业在党和国家政策的支持下取得了丰硕的成果,广西科学技术出版社出版了一系列壮族、瑶族、毛南族、京族等民族医药和传统医药类图书,出版内容比较丰富,选题方向较多,基本囊括了民族医药各方面的内容。

四、国际贸易总量持续增长

1. **贸易总量同比增长**　与 2021 年相比,2022 年广西出口的中药类产品数量同

比增长 22.30%,其中中药材及饮片出口数量同比增长 24.69%,提取物出口数量同比增长 24.22%,中成药出口数量同比增长 6.75%;2022 年广西中药类产品的出口金额同比增长 16.03%,其中中药材及饮片出口额同比增长 8.97%,提取物出口额同比增加 49.58%,中成药出口额同比增长 3.51%。

2. 中药材及饮片是进出口的主要产品类型 2017 年广西出口的中药材及饮片、提取物、中成药分别占中药类产品出口总量的 92.02%、4.31%、3.67%,中药材及饮片是广西中药类产品出口的主要产品类型。到 2022 年广西出口的中药材及饮片占中药类产品出口总量的 79.02%,与 2017 年相比中成药及饮片的出口量占比有较大幅度下降,但仍是广西主要的出口产品类型。提取物和中成药的出口量占比持续上涨,但涨幅较小,2022 年广西出口的提取物和中成药分别占中药类产品出口总量的 9.57% 和 11.41%。2022 年广西进口中药材及饮片和提取物的数量分别为 14 990.49 吨和 2 138.54 吨,分别占当年广西进口中药类产品的 87.52% 和 12.48%。2017 年广西进口的中药材及饮片和提取物的数量分别为 664.20 吨和 1 689.46 吨,分别占当年广西进口中药类产品的 28.22% 和 71.78%。2017—2022 年,广西进口的中成药均非常少,最多时不超过 2 吨,有时甚至没有,因此中药材及饮片和提取物是广西进口的主要产品类型。

五、充分发挥广西中药材价格指数作用

1. 编制了广西中药材价格指数 根据广西玉林中药材市场的实际情况,参照世界主要商品价格指数编制方案的基础上,综合中药材销售量权重编制固定基期指数。在该模型基础上,采取分级分类计算的方式得到广西中药材价格指数的小类交易价格指数、中类交易价格指数、大类交易价格指数,最后得到广西中药材价格总指数,即"广西中药材价格指数",总指数、大类、中类价格指数的计算均采用固定权数加权算术平均法进行。广西中药材价格指数体系包含四个大类,分别为桂十味、区域特色药材、道地药材和外来药材。每一种大类药材又包含着很多中类药材,而中类药材根据规格等级的不同,又划分为不同的小类。

2. 发挥价格指数价格发现作用 广西中药材价格指数能反映广西玉林中药材市场的供求和价格变动,其提出需要相对应的管理工具和政策工具的完善,同时以防价格上涨和操纵风险的发生。广西中药材价格指数的提出需要建立透明的市场监测和报告机制,及时公布价格指数和中药材等市场信息,以确保市场参与者能够了解市场情况。同时需要强化中药材市场监管,打击相关价格操纵以及虚假信息传播,从而确保市场的交易公平公正合规。

政府管理部门在市场供应紧张或价格异常波动时,可以考虑暂时性的市场干预

措施,如价格管制或政府干预市场供应,以平抑价格。

六、端午药市规模逐渐扩大

1. 端午药市历史悠久　端午节有采药制药的习俗,汉代戴德《大戴礼记》收录的《夏小正》记载:"此日蓄采众药,以蠲毒气。"南北朝宗懔《荆楚岁时记》记载五月五日要"采杂药",且认为五月初五采的药最有疗效。每年端午时节,广西的许多壮族地区举办药市,如贵县、忻城、平果、隆林、靖西等地,其中又以靖西的端午药市规模最大。靖西端午药市起源于何时,现尚未查到确切的古代文献记载。现代文献中虽提到"靖西端午药市从宋朝就已开始",但还需调查确定该说法的具体文献出处。根据清代《归顺直隶州志》记载,靖西地区的端午风俗"五月五日,家家悬艾虎挂蒲剑,饮雄黄酒,以避疫疫",端午节选购药材成为风俗活动流传至今。

2. 靖西端午药市规模越来越大,药市常见药物使用广泛　靖西端午药市是当地有较长历史的传统风俗活动,具有民族性、地域性、医药属性。靖西端午药市的地点,早些年在农贸市场,后又迁到南门街和民权街。1990 年后由县工商行政管理部门安排,迁到绣球大道中段、城东路延长线一带。自 2004 年以后由靖西政府组织开展,2014 年政府招商引资建设的"乐活中药城"成为靖西端午药市的举办地。靖西端午药市是独特民族医药文化的历史遗产,被列入自治区级非物质文化遗产名录,近年来在当地政府的引导下药市规模不断壮大。药市上的常见药物很多在古代医籍中都有记载,药市上常见药用植物 500 余种,药用动物 20 余种,销售量达到300 kg 以上的大宗药材品种共计有 10 余种。端午药市上植物药多见清热解毒类、祛风除湿类、活血通络类;药用动物多见祛风湿类、平肝熄风类、补益类。制法用法有煎汤、研磨、泡酒、泡油,口服或外用。

上　篇

广西中药资源概况

第一章　广西第四次中药资源普查总结

新中国成立以来,广西壮族自治区开展过 4 次全区性的中药资源调查,按年度依次为 1950—1963 年、1976—1979 年、1983 年—1987 年、2012—2022 年。第四次全国中药资源普查,广西壮族自治区历时 10 年,完成了全区 108 个县域的中药资源普查工作,进一步摸清了全区中药资源种类的本底及分布情况、重要物种的野生资源储量、目标物种的生产及流通状况,是目前为止涉及面最广、耗时最长、投入最多的一次全区性中药资源普查工作。

第一节　广西第四次中药资源普查组织实施概况

2012 年 9 月 17 日,全区中药资源普查试点工作正式启动。广西党委和人民政府高度重视广西第四次中药资源普查工作,组建了自治区级、市级和县级三级中药资源普查试点工作领导小组及办公室,调拨了海洋药、动物药及瑶药等专项调查经费,广西中药资源普查受各级政府支持,得到全区上下参与,为自治区中药资源和中药产业发展提供了坚实基础。

一、高效联动的组织管理体系

根据《广西壮族自治区人民政府办公厅关于做好中药资源普查试点工作的通知》等指导性文件的精神,广西中药资源普查工作采取"自治区—市—县"三级联动的组织模式,建立了自治区、市、县三级普查工作的组织机构和管理体系。

自治区人民政府高度关注中药资源普查工作,成立区级普查工作领导小组,设立领导小组办公室。2012 年 7 月,自治区人民政府成立自治区中药资源普查试点工作领导小组,以加强对中药资源普查试点工作的组织领导,组长由自治区副主席担任,2012 年 9 月,全区中药资源普查试点工作正式启动。由于分管领导调整,自治区人民政府办公室于 2016 年和 2020 年两次调整了广西中药资源普查试点工作领导小组及办公室,以保障自治区普查工作的组织领导(附录 1)。广西中药资源普查试点工作领导小组成员单位有广西卫生健康委员会、发展和改革委员会、财政厅、教育厅、科技厅、自然资源厅、生态环境厅、农业农村厅、工业和信息化厅、民族宗教事业委员会、市场监督管理局、统计局、林业局、海洋局、气象局、水产畜牧兽医局、中医药管理局、广西药用植物园、广西中医药大学等,这些单位负责普查工作的统一部署和重大决策。广西中药资源普查试点工作领导小组办公室挂靠自治区卫生健康委,后于 2020 年因职能改变挂靠单位调整为区中医药管理局,办公室成员由相关领导小组成员单位的联络员组成。

全区 14 个市、108 个普查县(市、区)根据普查工作要求分别成立了县级中药资源普查工作领导小组及办公室,有序地组织、开展中药资源普查工作。县级中药资源普查试点工作领导小组成员为县委分管领导、主要职能机构领导和骨干,为协调沟通开展县域普查工作提供了基本保障。各试点县的普查小组要求由 5 名专业技术人员和 3 名县级普查人员以上组成,并指定副组长由县级人员出任,各普查小组通过签订责任状、任务分解等形式,统一了思想,提高了认识,增强了普查工作的主动性、自觉性和责任感、使命感,有效促进了各项普查工作的衔接和政策的落实。各县域通过召开县级中药资源普查启动会暨业务培训会,大力宣传中药资源普查工作的重大意义,详细讲解具体工作内容。县域普查技术依托单位与县级普查工作依托单位建立了良好的沟通联系,为各县域普查工作的顺利开展提供了强有力的支持与保障。由此,自治区形成了各级政府支持、多部门参与的联动和常态的工作机制,为普查工作的顺利开展提供了强有力的支持与保障。

二、专业负责的专家指导组

资源普查工作启动之初,自治区聘请了 9 名国内著名的中药资源领域专家,组成自治区中药资源普查试点工作专家顾问组,负责对广西普查工作进行督导和评估。同时,聘请了自治区内植物药、动物药、海洋药、矿物药、民族药等领域专家 26 名,组成自治区中药资源普查试点工作专家委员会,负责为广西普查工作提供技术支撑,包括编制全区的普查实施方案,对全区的普查工作进行指导、培训、监督和验收,参与国家的海洋药、民族药和动物药等资源普查的操作技术规程等的编制及修订等(表 1-1)。专家组定期就普查工作实施进展和组织情况、任务落实、经费管理等总体情况进行巡视调研和督导调研,对各项工作依托单位进行了督导和评价、提出进一步完善和修改的建议,及时解决困难和问题,编制《广西海洋药资源普查操作技术规程》《广西壮药资源普查操作技术规程》《广西瑶药资源普查操作技术规程》等,为全区普查工作提供了有效监督和技术指导。2017 年广西中药资源普查试点工作领导小组办公室根据普查需要,及时调整并续聘专家顾问组及技术专家委员会成员,保障了专家顾问组和技术专家委员会工作职责的持续性。自治区中药资源普查工作专家委员会积极学习普查新知识、新经验,常与其他省区专家交流学习,引进好的经验、解决广西普查工作出现的困难和问题,也给其他省份带去广西的经验。

表1-1 广西中药资源普查顾问和专家指导组

序号	姓名	专业	专家类别	备　注
1	肖培根	生药学	技术顾问	第四次全国中药资源普查技术专家指导组顾问
2	黄璐琦	生药学	技术顾问	第四次全国中药资源普查技术专家指导组组长
3	陈士林	生药学	技术顾问	第四次全国中药资源普查技术专家指导组副组长
4	赵润怀	中药资源	技术顾问	第三次全国中药资源普查的重要组织实施人员
5	方鼎	中药资源	技术顾问	第三次广西中药资源普查的重要组织者与参与者
6	韦发南	植物学	技术顾问	/
7	谢崇源	矿物药资源	技术顾问	/
8	胡廷松	中药资源	技术顾问	/
9	黄汉儒	壮药资源	技术顾问	/
10	缪剑华	中药资源	技术专家委员会主任委员	/
11	朱华	中药资源	技术专家委员会副主任委员	/
12	李锋	植物学	技术专家委员会副主任委员	/
13	唐农	中医药	技术专家委员会副主任委员	/
14	余丽莹	中药资源	技术专家委员会副主任委员	/
15	邓家刚	中药资源	技术专家委员会委员	/
16	黄荣韶	药用植物	技术专家委员会成员	/
17	赖茂祥	中药资源	技术专家委员会成员	/
18	韦松基	中药资源	技术专家委员会成员	/
19	林江	海洋药物	技术专家委员会成员	/
20	韦家福	中药资源	技术专家委员会成员	/
21	温远光	生态学	技术专家委员会成员	/

（续表）

序号	姓名	专业	专家类别	备　注
22	梁士楚	植物学	技术专家委员会成员	/
23	周放	动物学	技术专家委员会成员	/
24	童万平	海洋生物	技术专家委员会成员	/
25	范航清	海洋生物	技术专家委员会成员	/
26	李力	药用动物	技术专家委员会成员	/
27	冼寒梅	中药资源	技术专家委员会成员	/
28	刘演	植物学	技术专家委员会成员	/
29	梁学金	中药资源	技术专家委员会成员	/
30	莫运明	动物学	技术专家委员会成员	/
31	潘红平	药用动物	技术专家委员会成员	/
32	黄瑞松	中药资源	技术专家委员会成员	/
33	滕红丽	壮药	技术专家委员会成员	/
34	李彤	瑶药	技术专家委员会成员	/
35	张占江	中药资源	技术专家委员会联系人	/

三、实干凝聚的普查队伍

　　为优质、高效地完成全区中药资源普查工作,广西中药资源普查试点工作领导小组办公室立足广西科研力量现状、整合全区技术资源,推选广西药用植物园、广西中医药研究院、广西植物研究所及广西师范大学、广西大学、广西中医药大学、广西医科大学7家单位作为广西中药资源普查工作的技术依托单位,并组建了专业技术队伍,落实技术依托单位责任人及其对应普查县域的负责人(即普查组长)。各县域的普查小组均由5名专业技术人员和3名县级普查人员组成,并指定副组长由县级人员担任(表1-2),充分调动了地方实际参与普查工作的人力资源积极性。在普查过程中,各普查小组广纳人才,许多大、中专学校的学生及制药企业的技术人员纷纷主动参加普查工作,各普查小组在完成普查任务的同时,也培养出了一支庞大的普查队伍,搭建了资源普查人才培养的平台,确保了普查工作能高速高效地实施,为广西普查工作的全面铺开奠定了人力和技术基础。广西普查队共有2737人次参与了本次普查工作,其中组织管理人员有1795人,主要为省级、14个市级及108个县级

表1-2 各县域普查技术依托单位及负责人名单

序号	县域名称	行政代码	技术依托单位	负责人	备注
1	广西全区	—	广西药用植物园	缪剑华	普查大队长、总负责人
2	那坡、靖西等37个县域		广西药用植物园	余丽莹	普查队长、技术负责人
3	环江、灌阳等27个县域		广西植物研究所	刘演	普查队长
4	田林、凌云等11个县域	—	广西中医药研究院	赖茂祥、黄云峰	普查队长
5	上林、合浦等14个县域	—	广西中医药大学	朱华、王勤、奉建芳	普查队长
6	临桂、兴安等6个县域	—	广西师范大学	梁士楚	普查队长
7	平南、北流等8个县域		广西大学	温远光、马仲辉	普查队长
8	兴宁、青秀等5个县域	—	广西药科大学	韦锦斌、郭宏伟	普查队长
9	兴宁区	450102	广西医科大学	李琼	普查组长
10	青秀区	450103	广西医科大学	朱丹	普查组长
11	江南区	450105	广西医科大学	郭宏伟	普查组长
12	西乡塘区	450107	广西医科大学	许亚楠	普查组长
13	良庆区	450108	广西中医药大学	田慧	普查组长
14	邕宁区	450109	广西中医药大学	郭敏	普查组长
15	武鸣区	150110	广西中医药大学	朱华	普查组长
16	隆安县	450123	广西植物研究所	林春蕊	普查组长
17	马山县	450124	广西大学	温远光	普查组长
18	上林县	450125	广西中医药大学	滕建北	普查组长
19	宾阳县	450126	广西中医药大学	谭勇	普查组长
20	横县	450127	广西医科大学	康亮	普查组长
21	城中区	450202	广西中医药大学	李永华	普查组长
22	鱼峰区	450203	广西中医药大学	戴忠华	普查组长
23	柳南区	450204	广西植物研究所	蒋裕良	普查组长

领导小组及办公室成员;普查队人数为 882 人,其中技术依托单位参与普查队员 409 人,县级普查人员 473 人。

自治区普查领导小组办公室作为沟通协调的重要阵地,认真落实领导小组关于普查工作的部署,积极组织全区普查队申请新增普查项目、中药资源普查基础性平台建设项目、普查成果整理项目、普查相关性研究项目,新增普查项目有壮药、瑶药、动物药和海洋药资源普查,基础性平台建设项目有广西中药材标本馆、种质资源保存库、分子快速鉴定平台、动态监测平台的建设,成果整理项目有自治区及 36 个试点县中药资源总体发展规划编制、《桂本草》的编写出版,普查相关性研究项目有重点类群收集整理和分类研究、重点类群的保育研究、民族药市调查等,使广西成为全国少有的重磅支持中药资源普查工作的省份。同时,切实解决普查中遇到的切实困难,如针对传统知识调查存在资料采集困难的问题,自治区普查领导小组办公室认为,传统知识调查要利用卫生系统下的便捷管理,各县中医院、人民医院、乡镇卫生院要承担该项任务,对接受调查的人员给予一定的精神奖励,比如在评选乡村名中医时,可直接进入评选阶段,不需要前期的资格准入等,这一措施就解决了广西普查工作的传统知识调查的瓶颈。

第二节　广西第四次中药资源普查任务安排与完成情况

第四次全国中药资源普查有 4 项任务,一是开展县域中药资源普查,了解我国各地中药资源家底,为国家(省、县)中药材资源保护、合理开发和利用提供基础数据;二是建立中药资源动态监测信息和技术服务网络体系,形成长效机制,实时掌握我国中药材的产量、流通量、价格和质量等的变化趋势,促进中药产业的健康发展;三是建立中药材种子种苗繁育基地和种质资源库,从源头上保证中药材的质量,促进珍稀、濒危、道地药材的繁育和保护;四是开展与中药资源相关传统知识调查,挖掘、传承和保护与中药资源相关传统知识。按照全国中药资源普查任务要求,在广西中药资源普查试点工作领导小组的统一部署和自治区中医药管理局的组织管理下,通过优化普查技术、创新普查工具、层层落实责任等措施,全区中药资源普查工作取得了较好的成绩。

一、任务安排与完成概况

广西中药资源普查工作按照第四次全国中药资源普查总体设计,自 2012 年开始,按任务、分批次有序开展。广西中药资源调查工作分五批进行,2012 年第一批 36 个试点县启动,2014 年第二批 12 个试点县启动,2017 年第三批 19 个试点县启动,2018 年 3 月第四批 3 个县域启动,12 月 33 个县域启动,2019 年启动 5 个城区,最终广西 108 个县域全部开展第四次中药资源普查工作。2014 年启动广西中药原料质量动态监测体系建设,2015 年启动中药材稀缺种苗基地建设,2017 启动广西药用植物重点物种保存圃建设(表 1-3)。

表 1-3 广西中药资源普查任务安排

序号	任务下达时间	行政单元名	承担单位
1	2012 年 9 月	靖西县	广西药用植物园、靖西县卫健局
		那坡县	广西药用植物园、那坡县卫健局
		西林县	广西药用植物园、西林县卫健局
		隆林县	广西药用植物园、隆林县卫健局
		乐业县	广西药用植物园、乐业县卫健局
		凤山县	广西药用植物园、凤山县卫健局
2	2012 年 9 月	龙州县	广西药用植物园、龙州县卫健局
		宁明县	广西药用植物园、宁明县卫健局
		武鸣区	广西中医药大学、武鸣区卫健局
		上林县	广西中医药大学、上林县卫健局
		合浦县	广西中医药大学、合浦县卫健局
		钦北区	广西中医药大学、钦北区卫健局
		防城区	广西中医药大学、防城区卫健局
		上思县	广西中医药大学、上思县卫健局
		金秀县	广西中医药大学、金秀县卫健局
		岑溪市	广西中医药大学、岑溪市卫健局
		全州县	广西植物研究所、全州县卫健局
		永福县	广西植物研究所、永福县卫健局
		灵川县	广西植物研究所、灵川县卫健局
		龙胜县	广西植物研究所、龙胜县卫健局
		环江县	广西植物研究所、环江县卫健局
		罗城县	广西植物研究所、罗城县卫健局
		隆安县	广西植物研究所、隆安县卫健局
		田林县	广西中医药研究院、田林县卫健局

（续表）

序号	任务下达时间	行政单元名	承担单位
		凌云县	广西中医药研究院、凌云县卫健局
		天峨县	广西中医药研究院、天峨县卫健局
		右江区	广西中医药研究院、右江区卫健局
		三江县	广西师范大学、三江县卫健局
		融水县	广西师范大学、融水县卫健局
		临桂区	广西师范大学、临桂区卫健局
		兴安县	广西师范大学、兴安县卫健局
		马山县	广西大学林学院、马山县卫健局
		平南县	广西大学林学院、平南县卫健局
		昭平县	广西大学林学院、昭平县卫健局
		北流市	广西大学林学院、北流市卫健局
		八步区	广西大学林学院、八步区卫健局
		江州区	广西药用植物园、江州区卫健局
		凭祥市	广西药用植物园、凭祥市卫健局
		大新县	广西药用植物园、大新县卫健局
		天等县	广西药用植物园、天等县卫健局
		扶绥县	广西药用植物园、扶绥县卫健局
3	2014年8月	平果县	广西药用植物园、平果县卫健局
		田东县	广西中医药研究院、田东县卫健局
		田阳县	广西中医药研究院、田阳县卫健局
		资源县	广西植物研究所、资源县卫健局
		灌阳县	广西植物研究所、灌阳县卫健局
		恭城县	广西植物研究所、恭城县卫健局
		德保县	广西植物研究所、德保县卫健局
4	2014年8月	广西中药原料质量监测体系建设	广西药用植物园
5	2015年	广西中药原料质量动态监测省级中心建设	广西药用植物园
		广西稀缺中药材种苗基地建设	广西药用植物园

(续表)

序号	任务下达时间	行政单元名	承担单位
6	2017 年	广西药用植物重点物种保存圃建设	广西药用植物园
		金城江区	广西药用植物园、金城江区卫健局
		宜州区	广西药用植物园、宜州区卫健局
		东兰县	广西药用植物园、东兰县卫健局
		巴马县	广西药用植物园、巴马县卫健局
		都安县	广西药用植物园、都安县卫健局
		大化县	广西药用植物园、大化县卫健局
		武宣县	广西药用植物园、武宣县卫健局
		忻城县	广西药用植物园、忻城县卫健局
		鹿寨县	广西植物研究所、鹿寨县卫健局
		融安县	广西植物研究所、融安县卫健局
		阳朔县	广西植物研究所、阳朔县卫健局
		荔浦县	广西植物研究所、荔浦县卫健局
		平乐县	广西植物研究所、平乐县卫健局
		东兴市	广西植物研究所、东兴市卫健局
		钟山县	广西植物研究所、钟山县卫健局
		富川县	广西植物研究所、富川县卫健局
		桂平市	广西中医药研究院、桂平市卫健局
		容县	广西中医药研究院、容县卫健局
		南丹县	广西中医药研究院、南丹县卫健局
7	2018 年 3 月	兴宾区	兴宾区卫健局
		象州县	象州县卫健局
		合山市	合山市卫健局
8	2018 年 8 月	钦南区	广西药用植物园、钦南区卫健局
		浦北县	广西药用植物园、浦北县卫健局
		灵山县	广西药用植物园、灵山县卫健局
		玉林市辖区	广西药用植物园、玉林市卫健局
		陆川县	广西药用植物园、陆川县卫健局

（续表）

序号	任务下达时间	行政单元名	承担单位
		博白县	广西药用植物园、博白县卫健局
		兴业县	广西药用植物园、兴业县卫健局
		雁山区	广西植物研究所、雁山区卫健局
		柳南区	广西植物研究所、柳南区卫健局
		柳北区	广西植物研究所、柳北区卫健局
		柳江县	广西植物研究所、柳江县卫健局
		万秀区	广西植物研究所、万秀区卫健局
		长洲区	广西植物研究所、长洲区卫健局
		苍梧县	广西植物研究所、苍梧县卫健局
		港口区	广西植物研究所、港口区卫健局
		藤县	广西中医药研究院、藤县卫健局
		蒙山县	广西中医药研究院、蒙山县卫健局
		港北区	广西大学农学院、港北区卫健局
		港南区	广西大学农学院、港南区卫健局
9	2018年8月	覃塘区	广西大学农学院、覃塘区卫健局
		兴宁区	广西医科大学、兴宁区卫健局
		青秀区	广西医科大学、青秀区卫健局
		江南区	广西医科大学、江南区卫健局
		西乡塘区	广西医科大学、西乡塘区卫健局
		横县	广西医科大学、横县卫健局
		良庆区	广西中医药大学、良庆区卫健局
		邕宁区	广西中医药大学、邕宁区卫健局
		宾阳县	广西中医药大学、宾阳县卫健局
		城中区	广西中医药大学、城中区卫健局
		鱼峰区	广西中医药大学、鱼峰区卫健局
		柳城县	广西中医药大学、柳城县卫健局
		叠彩区	广西师范大学、叠彩区卫健局
		象山区	广西师范大学、象山区卫健局

（续表）

序号	任务下达时间	行政单元名	承担单位
10	2019 年 9 月	七星区	广西药用植物园、七星区卫健局
		秀峰区	广西药用植物园、秀峰区卫健局
		银海区	广西药用植物园、银海区卫健局
		海城区	广西药用植物园、海城区卫健局
		铁山港区	广西药用植物园、铁山港区卫健局

自治区党委、政府高度重视广西普查工作,自治区、市、县三级都组建了中药资源普查试点工作领导小组,并给予资金支持,新增资助开展海洋药、动物药及壮瑶药等专项调查。2012—2021 年广西普查工作共获得国家和自治区财政资金支持共计 9 000 多万元,为广西的中医药民族医药事业传承创新发展提供强有力的保障,广西普查工作得以顺利开展并取得较好的成果(表 1-4)。

表 1-4 2012—2021 年中央、省级补助广西中药资源普查相关工作资金　单位:万元

序号	年度	中央补助中药资源普查	省级中医药部门配套	稀缺中药材种苗基地	省级中心	重点物种保存圃	东盟药用植物普查和引种专项	动态监测	中药壮瑶药道地资源传承挖掘展示项目	金额合计
1	2012 年	2 160								2 160
2	2013 年	0	1 130							1 130
3	2014 年	920	900							1 820
4	2015 年	0		500	100					600
5	2016 年	0				40				40
6	2017 年	1 124					78	120		1 322
7	2018 年	1 555	100					80		1 735
8	2019 年	300						80		380
9	2020 年	0						80		80
10	2021 年	0						84	100	184
合计		6 059	2 130	500	100	40	78	444	100	9 451

2017 年 11 月至 12 月,第一批 36 个试点县,动态监测体系的玉林站、环江站、靖西站完成验收。2018 年 10 月至 12 月,第二批 12 个试点县、广西壮族自治区广西省

级中心、恭城监测站通过验收。2020年1月,广西药用植物重点物种保存圃、稀缺中药材种苗基地建设项目通过验收。2020年7月完成了第三批次19个县域的省级验收工作,2020年12月完成了第四、五批次36个县域中6个县域的省级验收工作,2021年6月完成了2018年启动的19个县域及2019年启动的1个县域共20个县域的省级验收工作,2021年9月完成了广西最后15个县域的省级验收工作,至此,广西108个县域的省级验收工作全面完成。2022年9月,完成国家验收。

二、中药资源调查

2012—2021年,广西分批完成了108个县域的中药资源调查工作。分批开展普查工作具体情况:2012年启动首批36个县的普查试点工作;2014年启动第二批次12个普查试点县,达到百色市、崇左市全覆盖;2017年启动第三批次19个普查试点县,达到河池市、贺州市全覆盖;2018年3月启动第四批次3个县域资源调查,达到来宾市全覆盖;2018年8月启动第五批次33个县域资源调查,达到南宁市、柳州市、贵港市、玉林市、防城港市、钦州市、梧州市全覆盖;2019年启动第六批次5个城区资源调查,达到桂林市、北海市全覆盖。据不完全统计,在2012—2021年广西第四次中药资源普查的野外工作时间近6万人·天,"中药资源普查信息管理系统"上传全区实地调查代表区域数量396个、完成样地3 869个、样方套19 112个,数据库上传普通品种信息8 246种、重点品种信息762种、栽培调查品种119种、市场主流品种信息923条、腊叶标本81 389份、药材标本2 177份、种质资源信息1 242份,拍摄照片894 356张,收集中药资源相关传统知识涉及持有人513位、涉及中药材种类551种(按药用部位统计)。根据上述普查数据,广西药用植物园对各类物种的学名进行解析、去掉重复后,广西拟向社会公布的中药资源数量为7 512种,其中植物类6 397种、动物类(包括海洋动物)1 066种、矿物类49种。相比第三次中药资源普查(简称"三普"),第四次中药资源普查结果表明广西的中药资源更加丰富和多样性,植物物种的数量增加3 897种,总数约为"三普"的198.56%,其中药用植物物种的数量增加2 443种,增幅61.79%,切实掌握了全区的中药资源家底信息。

三、广西中药原料质量监测体系

广西中药原料质量动态监测体系建设包括广西中药原料质量监测技术服务中心(以下简称广西省级中心)和4个动态监测站的建设。广西省级中心成立于2014年底,依托建设单位为广西药用植物园,配备工作人员12名,聘请13名广西中药资源领域知名专家组成广西基本药物中药原料资源动态监测和信息服务体系技术专家委员会(表1-5)。4个动态监测站为玉林监测站、环江监测站、靖西监测站和恭城监测站。广西省级中心与各监测站的主要职责为按国家平台要求,选择区域内重要主特产药材进行质量检测、价格和市场流通信息的定期监测与报送,并适时开展相关信息咨询、技术培训和技术推广等地方社会化服务,同时通过对中药资源监测平台的建设,为中草药产业发展的科学决策提供最真实的基础数据,为优良药材种质资源选育提供基本原料,促进中药材质量提升和中药材流通中的优质优价,保障中药材质量和临床疗效。玉林监测站成立于 2013 年 10 月,位于全国四大药材市场之一的玉林银丰国际中药港内,站内有各种中药材样本 1 000 余份,工作人员 5 名;环江监测站成立于 2015 年 6 月,由环江毛南族自治县中草药产业发展工作领导小组办公室承担建设和运行,每周收集并发布地产中药材市场收购价格信息;靖西监测站成立于 2015 年 6 月,由靖西市中草药产业发展办公室承担建设和运行,主要收集靖西市及周边包括崇左市紧邻县等地所产药材价格及产量;恭城监测站建成于2016 年,主要负责收集恭城瑶族自治县至广西北部地区主特产药材的市场价格及产量等流通信息。玉林监测站、环江监测站、靖西监测站于 2017 年 12 月通过国家验收,广西省级中心、恭城监测站于 2018 年 12 月通过国家验收。

表 1-5 广西基本药物中药原料资源动态监测和信息服务体系技术专家委员会

序号	姓名	单位	职称	职务
1	方鼎	广西中医药研究院	副研究员	顾问
2	黄汉儒	广西民族医药研究院	主任医师	顾问
3	邓家刚	广西中医药大学	教授	顾问
4	缪剑华	广西药用植物园	研究员	主任委员
5	余丽莹	广西药用植物园	研究员	副主任委员
6	刘演	广西植物研究所	研究员	成员
7	温远光	广西大学林学院	教授	成员
8	梁士楚	广西师范大学	教授	成员
9	周放	广西大学	研究员	成员
10	范航清	广西红树林研究中心	研究员	成员
11	林春蕊	广西植物研究所	研究员	成员
12	许为斌	广西植物研究所	副研究员	成员
13	黄云峰	广西中医药研究院	副研究员	成员

各监测站累计为国家监测平台报送广西主产、特产药材市场价格及流通信息20 755 条,其中玉林监测站报送 9 738 条,环江监测站报送 4 089 条,恭城监测站报送

3 657条,靖西监测站报送3 271条。各监测站完成了142份广西主特产药材的铜、铅等外缘污染物的检验监测工作,编制了两面针、八角、砂仁、肉桂、绞股蓝等39种广西主特产药材的适宜生产技术教材及相应课件,每年持续向农户投放。结合科技特派和监测站的生产推广,各监测站平均每年向社会提供中药材栽培生产、种苗繁育等技术培训300人次以上。

四、广西稀缺中药材种苗基地和药用植物重点物种保存圃

广西稀缺中药材种苗基地建设任务于2015年7月启动建设,基地建设目标为基于第四次全国中药资源普查结果,开展稀缺中药资源种子种苗基地建设,从源头上保证中药材的质量,促进广西珍稀、濒危、道地药材的种苗繁育和种质资源保护,建设任务由广西药用植物园、广西南药园投资有限责任公司及广西药园中药材种苗有限责任公司共同承担,2020年1月通过国家验收。

基地总面积2 822.89亩,其中植物药材种苗繁育核心苗圃274.60亩、植物药材种苗扩繁基地2 548.29亩,见图1-1。基地建有组培车间(生物技术中心)、炼苗育苗地、扩繁地和种植示范地,可对野生资源稀少、自然繁殖能力弱、市场种苗缺乏的

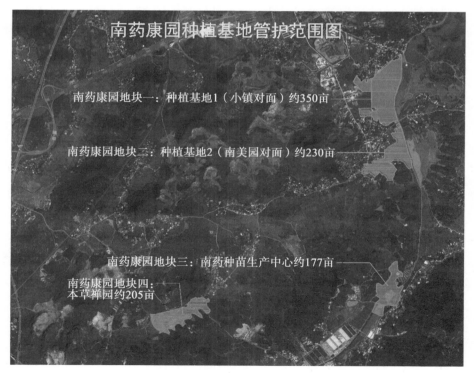

图1-1　南药种苗生产中心

白及、五指毛桃、阔叶十大功劳、两面针、鸡血藤等广西主特产药材,通过种子繁殖、扦插繁殖、组织培养等快速繁殖实验研究,匹配适宜的繁育技术,解决上述中药材种子种苗短缺的问题。基地还建有由种子库、离体保存库、种质圃构成的种质保存库,并建有广西中药材产品质量监督检验站,质量监督检验站实验室已通过省级实验室CMA认证,可进行中药材种子种苗真伪和质量的检测,繁育、种植相关的土壤、水等环境质量检测,以及药材质量检测等。基地共生产、繁育市场稀缺及广西道地、大宗中药材种苗3 300余万株,组培瓶苗15万瓶、块茎80吨,折合种苗产值约3 000万元,可用于2.5万亩药材生产基地的建设,种子种苗销售收入达1 127.3万元。此外,种苗基地建设者积极参与科技特派和产业扶贫工作,制订相关规程并申报广西地方标准20项,获授权的国家发明专利10项,发表科技论文8篇。种苗基地除了可进行物种保存、扩繁、种苗生产之外,还具备科研、开发、科普等多重功能,以南药种苗生产中心为例,该中心以生产南药种苗为核心,开发并经营"南药＋研学""南药＋园林园艺""南药＋文旅"等项目,主动进行产业融合,发展中药材产业。

　　广西药用植物重点物种保存圃依托广西药用植物园迁地保育基地的建设,收集广西地道、珍稀、大宗常用或者特色药材的基原植物,建设药用植物种质资源保存圃,以活体栽培保存为主,种子保存和试管离体保存为辅,保存广西重点药材药用植物种质资源,见图1-2。保存圃为药用植物保存和繁育研究提供活体材料。通过完

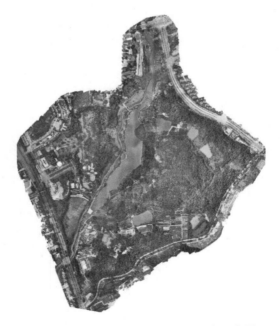

图1-2　广西药用植物重点物种保存圃全景

善保存圃的科普展示,包括活体植物栽种方式、展示牌式样和展示内容,提高保存圃的科普能力,促进中医药文化的科普教育。

保存圃总用地面积 360 亩,分为引种区、母本区、繁育区、保存区和展示区。引种广西地道、特色、大宗常用以及普查工作新发表的物种等药用植物 565 号;开展驯化及适应性栽培等工作,为园区展示服务扩繁苗木超过 500 种 10 万株;园区展示药用植物物种超过 2 000 种,其中重点展示 800 余种;建立包括活体栽培、种子保存、试管苗离体保存等技术的物种保存体系,保存药用植物 10450 号。保存圃重视展示区生态景点建设和科普条件建设,积极开展各类主题突出、内容丰富的中医药文化和药用植物多样性保护的科普宣传及服务工作,得到社会各界高度肯定,在原有 AAAA 国家级旅游景区、全国中医药文化宣传教育基地、全国科普教育基地的基础上,获得了第一批国家中医药健康旅游示范基地、国家环保科普基地、全国中小学生研学实践教育基地、广西科普实践基地、广西壮族自治区生态旅游示范基地、南宁市十佳景区等称号。

五、广西中药资源传统知识调查

为掌握广西有关中药、民族药、民间用药等传统知识情况,了解特色医药资源状况,为中药资源申请非物质文化遗产提供依据,广西各支普查队在各县中医药管理部门或中医院等地方队员的带领下,实地走访民间医生或传统知识持有人,收集了传统知识信息 584 项,分别来源于汉族、壮族、瑶族、苗族、侗族、仫佬族、布依族等民族,涉及持有人 513 位、药用植物 509 种、药材种类 551 种。

六、中药资源变化情况分析

广西“三普”结果显示,广西原有中药资源种类 538 科 1 860 属 4 623 种(包括亚种、变种和变型),其中,藻类植物 12 科 12 属 15 种,真菌 28 科 49 属 85 种,地衣类 5 科 7 属 10 种,苔藓植物 12 科 13 属 15 种,蕨类植物 46 科 88 属 225 种,裸子植物 9 科 17 属 34 种,双子叶植物 179 科 1 101 属 3 095 种,单子叶植物 33 科 225 属 585 种,动物 214 科 348 属 509 种,矿物(包括矿物制品、化石)50 种。经解析、去重后确定原有药用植物物种为 329 科 1 571 属 3 954 种(包含藻类植物、真菌),其中有 953 种属于全区分布、区域分布和栽培的物种,实际明确记录到县域的物种有 3 001 种。

第四次全国中药资源普查(简称“四普”)广西调查到的 8 966 种野生资源中,动物资源有 363 科 701 属 1 066 种,矿物资源有 49 种,植物资源有 363 科 2 083 属 7 851 种;拟对外公布的已查清有药用功效的有 7 512 种,其中动物 363 科 701 属 1 066 种、矿物 49 种、植物 355 科 1 940 属 6 397 种,约占资源物种总数 8 966 种的 83.78%,其中《中国药典》(2020年版)收录的植物药有383种。广西此次调查较"三普"植物物种的数量增加了3 897种,增幅98.56%,其中药用植物物种的数量增加2 443种,增幅61.79%。药用属的数量增加了369属,科的数量增加了26科,整体上极大地丰富了全区中药资源家底。

"四普"与"三普"共有297科是相同的,其中科内物种增加数量超过50种的有蔷薇科(97种)、菊科(95种)、兰科(76种)、禾亚科(75种)、蝶形花科(73种)、茜草科(72种)、大戟科(68种)、百合科(64种)、唇形科(51种);有66个科的物种数量一致;有12个科的物种数量少于"三普",包括沟繁缕科、金粟兰科、梅衣科、膨瑚菌科、瓶尔小草科、乳牛肝菌科、伞菌科、车前蕨科、马尾藻科、苏铁科、延龄草科、鬼笔科等。两次普查共有132个科增加了属的数量,其中增加属的数量超过10种以上的科有禾亚科(26属)、菊科(21属)、茜草科(11属)和兰科(10属)。两次普查属内物种增加数量超过15种的有冬青属(25种)、悬钩子属(23种)、杜鹃花属(21种)、榕属(20种)、山茶属(19种)、鳞毛蕨属(19种)、菝葜属(17种)、石斛属(16种)、蓼属(16种)、荚蒾属(16种)、薹草属(15种)、球兰属(15种)。

"三普"有32科是"四普"未发现的,"四普"有58科是"三普"未发现的,涉及原有物种46种和本次调查物种89种。"四普"新增的科有藻类5科、真菌13科、苔藓类16科、蕨类4科、裸子植物1科、双子叶植物14科、单子叶植物5科;未调查到的科有藻类8科、真菌14科、地衣类3科、苔藓类3科、双子叶植物3科、单子叶植物1科,未调查到的主要原因有:①部分科野生资源本就罕见,如假兰科、柽柳科等;②部分科调查时未采集到有效凭证,仅拍摄了野外照片,如苦槛蓝科;③部分低等微生植物常被忽略采集,如黑粉菌科、霜霉科等。

两次普查共有3 534种的植物是相同的,隶属于283科1 418属,说明已查清约86.02%的科、90.26%的属、89.38%的原有植物物种。本次普查新增药用植物种2 863种,隶属于299科1 235属,新增超过50种的科有菊科(118种)、蔷薇科(101种)、兰科(91种)、禾亚科(81种)、茜草科(79种)、百合科(72种)、大戟科(71种)、唇形科(59种)、莎草科(55种)、樟科(52种)。共有隶属于167科(49科为低等植物)347属(67个属为低等植物)的420种(77种为低等植物)原有物种未能采集到凭证腊叶标本,分析原因:①常见的微型低等植物忽略采集;②20种蕨类植物中的马尾杉属植物属珍稀濒危物种;③3种裸子植物中的苏铁科植物属珍稀濒危物种。316种被子植物中有菊科23种、蝶形花科19种、兰科15种、姜科10种、莎草科和萝摩科10种、百合科、唇形科、夹竹桃科、马兜铃科8种、苦苣苔科、茜草科、伞形科、防己科7种未能采集到,主要原因有兰科、姜科等珍稀濒危特有物种和苦苣苔科等岩溶地区物种资源稀少;栽培植物忽略采集,包括北药南种的川芎、白芷等;野生小草本忽略采集等。

七、中药资源保护与利用建议

广西是我国三大物种宝库之一,是我国传统道地药材产区之一,中药资源十分丰富;同时拥有极具特色的民族医药资源,其独特的民族医药文化在民族文化中占有极为重要的地位。广西地理位置优越,是西南地区最便捷的出海通道,也是我国西部资源型经济与东南开放型经济的接合部,在我国与东南亚各国的经济和文化交流中占有重要地位。

广西第四次中药资源普查已全面收官,要在第四次中药资源普查相关成果的基础上,以资源保护为前提,科学、合理地引导中药资源的开发利用。坚持保护优先、自然恢复为主的原则,对重要生态系统、生物物种和生物遗传资源进行有效的保护。要向生态环境适宜、生产潜力大的地区集中,有计划地恢复和发展传统产区的药材生产,逐步向区域化、专业化生产发展;要考虑向生态条件相似、生产基础较好、技术水平较高的地区集中;逐步减少种植生态条件不适宜、产量低且不稳定、商品率低、质量较差的品种,发展适合当地自然经济条件且市场需求量大的品种。

广西中药资源物种多,但资源量相对较少,冷背药材较多,大宗药材较少,加之对药材加工和产品开发方面的支持力度不够,许多道地药材资源整体的开发利用率不高,资源优势没有得到充分发挥。广西蕴藏着许多可供开发的海洋药物资源,还有丰富的沿海滩涂生物,有待于进一步的中药材研究和开发。

广西中医药产业体系已基本形成,在"产、学、研"结合方面也取得了显著的成果。但与北京、上海、广东等发达地区相比,广西的新药研发能力和企业技术创新能力还较弱,综合竞争力不强,广西大多数中药材企业仍处于原料加工的初级阶段,开发新产品的能力较弱,制约了药材产品附加值的提高,削弱了广西中医药产业的综合竞争力。广西需要搭建集研发、孵化、中试、检测于一体的产品创新和公共服务平台,助推中药材生产加工和中药制造企业形成合力,有效带动广西道地药材深度开发和利用。

广西是我国与东盟各国进出口的重要通道,东盟各国受中医药文化的影响,对中医药的接受程度较高,中药材进出口市场潜力巨大。越南作为连接广西和东南亚各国贸易的纽带,目前已成为广西植物药出口的最大中转站,广西对越出口中药材占全国对越出口中药材的95%。中越医药经贸合作将成为广西医药领域乃至全国医药领域的新增长点。统一规划广西口岸发展路线、建设中越边境中药材口岸,是广西中药现代化建设的需要,也是提升广西战略地位的需要。

第三节　广西第四次中药资源普查主要成果

广西普查工作在自治区中药资源普查试点工作领导小组的统一部署和自治区中医药管理局的组织管理下，通过优化普查技术、创新普查工具、层层落实责任等措施，取得了较好的成绩，成果丰硕。

一、摸清了广西中药资源家底

广西第四次中药资源普查调查到的8 966种野生资源中，动物资源有363科701属1 066种，矿物资源有49种，植物资源有363科2 083属7 851种，其中藻类植物9科10属20种、真菌36科68属96种、地衣类2科3属3种、苔藓植物25科36属54种、蕨类植物53科124属611种、裸子植物10科28属70种、被子植物228科1 814属6 997种，被子植物中有双子叶植物187科1 464属5 801种、单子叶植物41科350属1 196种；已查清有药用功效的有7 512种，其中动物363科701属1 066种、矿物49种、植物355科1 940属6 397种，约占资源物种总数的83.78%，其中《中国药典》(2020年版)收录的植物药有383种。植物物种数量达百种的科分别为菊科(317种)、蝶形花科(309种)、茜草科(257种)、兰科(255种)、蔷薇科(239种)、禾亚科(206种)、大戟科(201种)、唇形科(177种)、樟科(157种)、荨麻科(149种)、百合科(142种)、莎草科(135种)、苦苣苔科(126种)、山茶科(117种)、萝藦科(107种)、爵床科(107种)、鳞毛蕨科(101种)、桑科(101种)、玄参科(100种)、马鞭草科(100种)；属的数量超过30的科有菊科(123属)、蝶形花科(91属)、禾亚科(86属)、兰科(79属)、茜草科(65属)、大戟科(49属)、唇形科(47属)、苦苣苔科(35属)、百合科(35属)、爵床科(34属)、蔷薇科(34属)、玄参科(32属)；物种数量达40种以上的属有桑科榕属(75种)、蔷薇科悬钩子属(75种)、冬青科冬青属(51种)、山茶科山茶属(47种)、蓼科蓼属(47种)、秋海棠科秋海棠属(44种)、紫金牛科紫金牛属(43种)、杜鹃花科杜鹃花属(41种)、荨麻科冷水花属(40种)、忍冬科荚蒾属(40种)。此次调查较第三次资源普查植物物种的数量增加了3 897种，增幅98.56%，其中药用植物物种的数量增加2 443种，增幅61.79%；药用属的数量增加了369属，科的数量增加了26科。

"中药资源普查信息管理系统"显示有11个县域上传的物种总数超过1 000种，分别为田林县(1 469种)、那坡县(1 368种)、隆林各族自治县(1 275种)、凤山县(1 190种)、乐业县(1 155种)、环江毛南族自治县(1 153种)、兴安县(1 126种)、凌云县(1 079种)、资源县(1 040种)、金秀瑶族自治县(1 016种)、靖西市(1 008种)。

2012年9月至2023年3月,普查队共发表植物新科1科、新种55种(含老挝新种1种),发现中国新记录2属10种、广西新记录16属85种(附录2)。其中,恭城马兜铃 Aristolochia gongchengensis Y. S. Huang, Y. D. Peng & C. R. Lin 为恭城瑶族自治县普查队在中药资源普查过程中发现的新物种,为当地瑶族习用的瑶药——天钻,既往被误作广西马兜铃 Aristolochia kwangsiense Chun et How ex C. F. Liang,新物种的发表使地方传统用药得以正名。

二、发表中药资源普查成果

2012年9月至2023年3月,广西共发表普查相关论文123篇(其中SCI 53篇),出版著作32部共计57册,发布标准13项,获软件著作权2项,授权专利1项。普查成果的总结发布不仅是对有关工作的直接体现、对知识产权的有效维护,也是未来工作深化、助推产业发展的有力支撑。各普查单位集合文献整理、资源调查和民族应用调查成果,编撰的著作《广西民族药志》《中国中药资源大典——广西卷》《桂本草》《中国壮药图鉴》《壮药学》《壮药选编》《鸡血藤生产加工适宜技术》等陆续出版,促进广西主产道地药材及壮药等资源的生产、保护、开发与应用。组织编撰《广西中药资源大典》,目前已出版恭城卷、资源卷、灌阳卷、龙胜卷、环江卷、罗城卷、隆安卷等13部县卷。《广西中药资源大典-县卷》是新中国成立以来,广西第一部以县域为单位出版的、全面系统展示各区域中药资源家底、利用和保护状况,并作为可持续发展规划建设依据的著作,对促进县域经济的发展乃至合理布局全区中医药大健康产业发展具有重要意义。

三、凝聚中药资源普查队伍

据统计,广西普查队共有2 737人次参与了本次普查工作,可以说通过中药资源普查,将全区中药资源相关单位、专业力量纳入普查队伍当中,省、市、县三级的联动机制调动了全区上下的管理、科研、医疗、产业的力量投入,有立足县级的优秀一线人才,有大专院校、科研院所的专家学者、青年学生,有关心支持中药事业发展的其他领域的有志之士,培养了一批有朝气、有执行力的管理和专业人才,凝聚了一支能打硬仗的专家队伍。广西各普查单位基于普查工作共培养了硕士研究生18名,普查小组组长或队员晋升高级职称37名,入选广西"十百千"人才工程3名,获"全国少数民族医药工作表现突出工作者"2名,获全国五一劳动奖章1名。广西药用植物园普查队获批自治区卫健委"广西中药资源普查与整理研究"重点实验室、自治区中医药局"中药资源学"重点学科,广西中医药研究院普查队和广西中医药大学普查队获批自治区中医药局"中药鉴定学"重点学科、重点实验室和学科平台建设。

四、推进成果应用与社会化服务

1. 促进自治区中药材种植规模和质量的提升　据统计,2020年底广西中药材种植面积增加到169.50万亩,同比增长9.18%,各种药材种植(养殖)场2.8万个,其中规模较大的生产基地从2016年的379个增加到2020年的418个,同比增长10.3%;基地产值从2016年的50.45亿元增加到2019年的57.30亿元,同比增长22.1%。32个基地列入自治区现代农业主导产业示范区,其中广西现代特色农业(核心)示范区6个,广西现代特色农业示范区8个;广西现代特色农业示范园18个;规模化、规范化、标准化道地药材种植基地面积超过50万亩。自治区中医药管理局自2019年开始在全区推进中药材种植示范基地和定制药园建设,进一步将自治区中药资源优势转化为产业优势、经济优势。

2. 为有关部门提供政策建议　自治区普查技术依托单位积极参与地方中药产业规划编制,在摸清各普查县域中药资源本底的基础上,围绕广西道地、大宗、特色药用植物资源的保护和可持续利用,编制市县中药资源或中药产业发展规划,如《靖西县壮药园规划编制》《环江毛南族自治县中药草产业发展规划(2015—2020)》《玉林市中药材种植产业化发展规划》《河池生物医药产业发展规划》《平南县中药材生产基地规划》《柳州市中药材种植发展规划》《安徽省六安市中药材种源保护基地建设规划(2019—2025)》《防城港市十万大山区域药用植物资源调查报告》《防城港市十万大山区域药用植物资源保护利用发展规划》等,为地方中药材生产提供科学指导和技术服务,切实为地方中药产业助力。广西普查队参与提出的政策建议被自治区人民政府或相关机关部门采纳的有8个,如《广西壮族自治区药用野生植物资源保护办法》《广西壮族自治区中医药条例》《广西壮族自治区人民政府办公厅关于印发促进全区中药材壮瑶药材产业高质量发展实施方案的通知》《自治区中医药局等八部门关于公布"桂十味"道地药材及区域特色药材品种的通知》《广西生物多样性保护战略与行动计划》《GXSAP——药用生物资源保护利用专题(2016年)》等。条例、办法、方案的实施和发布不仅促进了全区药用野生植物资源得到有效的保护,并对广西中药、民族药的管理和可持续发展起到了指导作用。

3. 积极参与扶贫行动　为提升贫困户的中药材种养水平,增强中药材产业的科技含量,广西建立了多层次的中药材产业科技服务团队。由广西药用植物园牵头,广西大学、广西中医药大学、广西农业科学研究院、广西植物研究所等多家高校、科研院所单位组成。根据各特派员的工作单位和区域,还将贫困村科技特派员分成多个小组,形成团队、小组、个人的多层级服务模式,开展专家组的集中服务,贫困村科技特派员还根据自身专业优势进行贫困村的定点帮扶。

4. 弘扬中医药文化　建立与各事企业单位、学校的长期合作,打造了中医药文化宣传进校园的科普特色活动,如与南宁市民乐路小学开发了"以课程开设为主体,以教材开发和活动开展为两翼,以研究开拓引擎"的药用植物学课堂,并展示了广西药用植物园在中医药中的科技创新;与南宁市十四中建政校区充分利用学科课程设置,开展"植物学博士进课堂"活动,提升其学科含金量,获得学科教师及学生的一致好评。完善科普教育资源与学校的校本课程,根据校方需求定制中医药研学活动"植物探秘",将研究性与探索性科普活动进行有机结合,为青少年开启认识药用植物宝库的大门。策划开展了多种形式的传播中医药健康文化知识研学活动项目,如"我是小神农""小小中药师""寻找失落的色彩""探秘中药种子的奥秘""小神农实验室之药用植物组培""小神农实验室之花青素的萃取""植物探秘""我是小小种植家"等,向全区中小学生宣传中医药文化和保健养生知识。

5. 重视中医药文化宣传建设　依托广西药用植物园实体,连续多年参加与奥地利格拉兹大学、维恩大学以及因斯布鲁克大学开展集医疗、教学、科研与文化传播于一体的"中奥文化夏令营",对进一步促进中奥两国之间的跨文化交流和中医药文化的传播起到了积极的推动作用。不断完善广西药用植物园园区建设,为大众展示中医药文化的魅力与精髓,助力推进老挝国家药用植物园、江西横峰药用植物园、澳门香径药谷等各地区药用植物园建设。

五、持续做好成果挖掘与研究应用

1. 做好普查成果整理　包括全区普查物种目录核查,继续为全区各级提供中药资源保护利用发展的技术支持与指导,形成与地方中药材产业发展的衔接与服务落地。

2. 固化中药资源平台与体系　利用广西第四次中药资源普查本地数据与专业队伍,整合全区中药资源普查数据,建立区中药资源数据库,实现数据的查询统计,并进行总结分析,为科研生产提供支撑。在现有监测体系基础上,构建统一的信息采集渠道和共享平台,实现对野生中药资源、种植(养殖)基地、加工企业、制药企业、终端医院等生产、流通、消费各环节的动态监测。在完成基础信息资源收集的同时,组织专家队伍针对重点品种、重点区域进行动态监测,为中医药产业发展提供准确可靠的信息支撑。

3. 深化中药资源相关研究　加大中药资源保护力度,进一步加快野生药用动植物自然保护区和中药野生资源抚育区建设,在有条件的地方建立中药种子库,建立珍稀濒危药用植物保护区,完善药用野生动植物保护名录。对广西道地药材的分布、资源量及生物学特性等在第四次资源普查的基础上进行深化研究,做好广西中药资源区划、种植区划、品质区划等生态适宜性与区划研究,指导全区科学选建、合理布局优质中药材商品生产基地,按照区划分区规划广西中药资源保护、开发及中药生产有关工作,根据市场情况调整中药生产与流通,提高综合生产效益。

4. 挖掘民族民间医药宝藏 广西是少数民族聚居区,民族民间医药知识与文化底蕴深厚。广西中药民族药产业约占广西医药工业的70%,是广西医药工业发展的重点及优势所在。通过资源普查,收集、整理了一批中医药传统知识与临床经验。少数民族发现、积累的特色药用植物的使用经验体现了民族医药特色。例如,壮医在药物使用过程中,将其分为调气药、解毒药、补虚药、通三道药、通两路药等类,基于公药、母药、帮药、带药理论配伍使用。对一些在民间得到普遍认可并广泛应用的方剂,转化为院内制剂应用。对壮族、瑶族、苗族等少数民族医药理论的进一步研究,补充临床数据,开发新的药物,利用好广西特有的医药学财富,保障人民健康。

第二章　广西药用植物保育研究

经过上千年的经验积累,人们对药用植物的认识更加深入,逐渐意识到有些药用植物只有在特定的环境中生长才具有较高的药用价值,但对相关的机制研究还相对薄弱。随着人口的增加和大健康产业的发展,人们对药用植物的需求量也大量增加,导致大量的野生药用植物遭到无序的引种和无节制的采挖,使药用植物的物种和药效面临丧失的风险。在当前这种对药用植物资源不利的情况下,药用植物保育学应运而生。药用植物保育学的主要目的是既保护药用植物资源,又稳定药用植物的药效,指导药用植物的可持续利用,实现物种与药效维持的"双保护"。药用植物保育学经过 20 多年的发展,现如今已进入到多组学多学科交叉的药用植物 4.0 时代。本章简要概述了药用植物 4.0 研究的发展背景及近年来广西在药用植物多组学方面所取得的丰硕成果,并列举了箭根薯、八角莲和地枫皮 3 种药用植物保育研究实例。

第一节　药用植物研究进展

随着科学技术的进步和生物信息学的发展,药用植物研究从原来的宏观形态学研究逐渐向细胞和分子生物学水平发展,最终进入多组学多学科交叉的药用植物 4.0 时代。遗传、生态、分子、化学、保护等多学科交叉的多组学大数据研究是现代药用植物研究 4.0 的重要特征,药用植物多组学研究将加快、加强推动药用植物保育学发展及药用植物资源的可持续利用。

一、药用植物 4.0 计划

人类对药用植物资源的认知,是随着科技进步不断发展的。从开始的为了温饱和生存,对药用植物认知以形态观察和经验积累为主的阶段(1.0 阶段);到显微镜的发明和应用,使人类的视野触及细胞水平,对药用植物的认知进入到药效成分发掘和验证阶段(2.0 阶段);到 DNA 奥秘的发现,开启了人类认知的分子历程,对药用植物认知也随之进入到对药物的生物合成、作用机制及调控的分子水平阶段(3.0 阶段);随着信息技术成熟及跨领域的广泛应用,人类对药用植物认知进入到基于跨组学、跨学科大数据支撑下的智能创制阶段,即"药用植物 4.0"阶段。药用植物 4.0

是一个基于药效高通量筛选及药用植物生物大数据,通过药用植物数据的跨组学研究,解读药用植物形态、生态、组学与药效,以及药效与疾病间的关系,实现药用植物资源与新药的智慧创制的系统研究工程;是信息技术、生物技术与药用植物高度融合的技术创新体系。

在中共中央、国务院印发的《"健康中国 2030"规划纲要》中,已将"健康中国"定位为国家战略;广西召开的创新驱动发展大会和全区卫生与健康大会,旗帜鲜明地提出大力发展独具特色、竞争力强的健康产业,打造广西大健康产业等 9 张创新名片。2017 年 4 月,习近平总书记在广西视察时强调,要推动创新驱动发展,加快形成新的增长动力源,在"一带一路"建设中发挥更大作用。同年 6 月,科技部部长万钢在考察广西时,进一步强调了科技创新的重要性,指出希望科技创新成为引领广西经济转型升级和持续健康发展的强大引擎。在这样的背景下,广西适时提出"药用植物 4.0 计划",将有助于推动广西科技创新发展战略,提高广西科技水平、市场竞争力和国际影响力,打造健康资源战略高地,为"健康中国""健康广西"服务,为国家"一带一路"建设服务。

二、药用植物保育多组学研究

药用植物保育学是一门以保护生物学为基础,研究药用植物物种保存和环境胁迫条件下药效物质变化的机制,探索生物多样性保护与药效形成的原理和方法,制定保育策略,实现资源可持续利用的学科[1]。相比于传统的植物保育学,药用植物保育学在物种遗传多样性保护的基础上增加了药效的形成与保护工作,以期实现物种与药效维持的"双保护",并从遗传、生态、驯化技术等方面开展药用植物的保育理论研究与实践,在理论、技术、平台等方面实现突破,形成特色鲜明的药用植物保育理论体系,进而解决药用植物保育中药效保护和利用的问题[2]。从药用植物保育学的研究内容来看,药用植物保育学涉及多个学科的交叉,如遗传学、生态学、分子生物学、保护生物学、中医文献考证、药理学、化学、临床研究、管理学、经济学等,是涉及学科广、研究范围宽、内容庞杂的综合性学科[3]。

近年来,随着以高通量组学检测技术为代表的生物技术的发展,生物医学研究领域开始进入大数据时代,药用植物保育学研究也迎来前所未有的时机。2013 年,

---

[1] 缪剑华,黄璐琦.药用植物保育学[M].北京:人民卫生出版社,2021:23.

[2] 缪剑华,董扬,韦坤华,等.药用植物保育技术体系构建及应用[J].中国科技成果,2019(6):28-29+32.

[3] 梁莹,秦双双,韦坤华,等,药用植物保育学研究进展与展望[J].中国现代中药,2022,24(3):387-394.

研究人员提出在药用植物研究中采用大数据分析思想[1]，并将其用于传统复方研究中。这项研究采用大数据分析并引入了多维偏最小二乘-判别分析，分析中引入数学能定量解释各个药用植物在复方中的效力，体现了药用植物研究中大数据分析的巨大威力。在药用植物研究中，药效的判断，特别是药效成分作用机制的确定是药用植物保育研究必须解决的问题。对此，则需要引入大数据分析中的一些统计方法，对药效的分析可以综合生物实验数据、临床数据、传统指标等，通过综合方法对药用植物的药效进行定量化处理。这种综合方法显然优于传统的单一指标判别分析，更容易被具有不同研究背景的药用植物研究者接受。同样，对于药效相关基因、生态因子、表型的寻找也可以采用大数据分析方法。

当前，在生物研究中，大数据分析的研究范式主要集中于医学和药学，在药用植物研究中只涉及简单的组学研究，远远不能满足药用植物保育学的要求。为此，广西药用植物园联合多家公司和机构开展了"药用植物4.0"研究，即广泛采集药用植物研究大数据，通过大数据分析方法加快、加强药用植物保育学的研究。

第二节　药用植物大数据中心建设成果

2018—2022年，广西壮族自治区药用植物园、广西华大基因科技有限公司、中国中医科学院中药研究所、云南农业大学、珠海澳大科技研究院、广西中医药大学、广西大学、广西壮族自治区肿瘤防治研究所、北京市计算中心有限公司等10家单位一同参与"药用植物大数据中心"建设，围绕建立"药用植物跨组学大数据集"这一主线，充分利用现代信息技术与高通量组学技术，获得药用植物基因组、转录组、全长转录组、蛋白质组、代谢组等多组学大数据，同时采用高通量药效筛选明确广西常用药用植物中的活性馏分及化合物单体，在此基础上开展药用植物资源的数据化，通过对数据格式、关联的优化，为进一步的数据挖掘、数据标记和人工智能分析，建立标准化流程，为规模化、工业化生产以及进一步的药用植物新药开发及质量评价提供依据，以解决药用植物研究过程中机制不清、多组分作用关系不明、新种质创制及药效物质网络化精准筛选等多方面研究的瓶颈问题。

一、开展药用植物的全基因组测序

基于PacBi和Illumina测序平台对鸡血藤、穿心莲、山豆根等52个物种药用植

[1] Farit M. Afendi, Naoaki Ono, Yukiko Nakamura, et al. Data mining methods for omics and knowledge of crude medicinal plants toward big data biology [J]. Comput Struct Biotechnol J, 2013, 4(5): e201301010.

物(动物)的基因组进行测序。在获得高质量测序数据的基础上,完成了 30 个物种的基因组精细组装、16 个物种的基因组初步组装。组装结果表明,所测物种基因组大小范围位于 140 Mb~10.78 Gb,其中以肉苁蓉的基因组最大,为 10.78 Gb;播娘蒿的基因组最小,为 140 Mb。通过基因组测序,明确了多种药用植物遗传背景,解析了鸡血藤、天麻、穿心莲、仙草、刺五加等一批重要药用植物有效成分的合成途径,为未来药用植物新品种的选育、天然药物的筛选和生物合成奠定了基础。

二、开展药用植物转录组测序和分析工作

从 2018 年开始,"药用植物大数据中心"建设参与单位奔赴全国 60 余个县市和 46 个园区(包括植物园及高校教研基地),采集药用植物资源 13 754 种(含种质),采集凭证标本 2 万余份,拍摄照片逾十万张,所采物种涵盖了 306 科 2 384 属药用植物(另有 566 种未鉴定),其中样本数最多的蔷薇科,有 644 种(含种质),其次为豆科623 种(含种质)、菊科 561 种(含种质)、唇形科 402 种(含种质),极大地丰富了基因库资源,为药用植物跨组学生物学数据采集与挖掘提供基础。通过对组织材料及其凭证标本的采集与处理、信息记录、保存等技术规范进行总结,制定并发布了《植物组织材料采集与处理技术规范》团体标准,为药用植物 4.0 研究中植物组织材料的采集提供了指导依据,同时也解决了这一领域标准缺失的关键问题。

由于药用植物物种繁多,有些材料很难获得,有些材料富含大量次生代谢产物,使得高质量 DNA 和 RNA 提取存在很大障碍。无论是第二代测序还是第三代测序都对 DNA 和 RNA 的浓度、总量和纯度有较高的要求。为了满足批量提取 DNA 和RNA 的需求,参与单位建立了一套新的 DNA 和 RNA 提取方法,和已有的试剂盒相比,该方法可以获得纯度更好、完整度更好的 DNA。使用新方法完成 12 122 种(含种质)药用植物测序和分析,总测序量大于 86 T,过滤后平均每个样品得到 7.4 Gb数据量,数据分析后每个转录组样品平均得到 7.7 万条转录本,每个样本组装结果平均为 82.4 Mb,每条转录本平均约 1.08 kb,平均 N50 达到 1 759 bp,平均 GC 含量为 41.7%。对每一个样本进行了 BUSCO 评估,其中 complete 均值为 93.3%。基于已经获得的转录组数据,对天门冬目、百合目、夹竹桃科、茄科、爵床科、禾本科、蓼科、蔷薇科、菊科、百合科、芸香科等多个分类单元数据进行深入挖掘分析,以期阐明大蒜素、秋水仙碱、单萜吲哚生物碱、甾体糖苷生物碱、glycoalkaloids 糖苷生物碱、薏苡仁脂肪油、蒽醌等多种重要活性成分的形成演变历史,助力挖掘其合成通路。

三、建成 T7 测序平台

药用植物相关数据是众多环境因素和遗传因素构成的复杂网络。其中,各种组

学数据(基因组学、转录组学、蛋白质组学和代谢组学等)是目前药用植物领域增长最快的数据类型,也是药用植物大数据的重要组成部分。平台一期主要搭建基因测序和分析平台,分别包含基因组样品前处理实验室、PCR 实验室、文库制备室、数据产出中心、数据分析平台等。DNBSEQ - T7 日产出高质量数据 6 T,该机器是目前市面上测序通量最大的测序仪,其运行一个 run 仅需 24~30 小时,可以全天候提供高质量数据,其广泛适用于全基因组测序、超深度外显子组测序、表观基因组测序、转录组测序和动植物重测序等大型测序项目。

目前,通过该平台已经完成越南槐、蒲公英、广东金钱草、广西莪术、广州相思子、九里香、青葙、草果、杠板归、合欢、苍耳、仙鹤草、旋覆花等 422 种大宗药材的全长转录组、402 种药用植物蛋白组、397 种药用植物代谢组数据采集和分析。基于开展的药用植物组学大数据,对部分重要药用代谢物的生物合成途径及其调控机制进行了挖掘,解析了 34 种药用植物中 103 种活性成分的生物合成途径,筛选出合成酶基因 316 个,为高效、可持续性地获取活性成分产物、为新药创制和健康产品研发提供支撑。

四、建成 1 个常用药用植物活性成分库

目前,已经完成 8 484 个馏分制备,其中基于分离模式 1 完成 268 个药材的 4 332 个馏分;基于分离模式 2 完成 2 606 个药材的 2 545 个馏分;基于分离模式 4 完成 91 个药材的 1 546 个馏分,并采用多种活性筛选方式,对以上药用植物标准馏分进行了抗肿瘤的活性筛选。

通过高通量药效筛选明确广西常用药用植物中的活性馏分及化合物单体,并探究其影响肿瘤能量代谢的机制,为从能量代谢角度开发新的抗肿瘤药物提供理论基础,对广西常用药用植物的药效研究及开发具有重大意义。依托广西中药药效研究重点实验室高通量药物筛选平台进行药效评价,已完成对 4 000 个馏分及 300 个化合物对人结肠癌 HCT116 细胞的抑制作用实验,共有 2 505 个馏分表现出抑制HCT116 细胞增殖活性,大部分馏分 IC_{50} 值位于 100~200 $\mu g/mL$ 及 50~100 $\mu g/mL$ 区间,也有部分馏分活性较强,表现出很好的抑制能力。对抑制作用较好的化合物及馏分进行了人正常结肠细胞 NCM460 的细胞毒实验,筛选出能够特异性损伤肿瘤细胞的化合物 11 个、馏分 36 个,化合物及馏分对人结肠癌 HCT116 细胞活性筛选工作已完成。此外,发现提取物 MGZ 和 PALC 可有效抑制结肠癌细胞。通过体内-体外相结合,利用体外细胞实验进行了广西常用药用植物活性馏分对结肠癌细胞的抗肿瘤作用实验研究,初步验证了其活性馏分的抗结肠癌作用,同时利用斑马鱼药效筛选平台及整体动物筛选平台,建立斑马鱼异源移植肿瘤细胞模型进一步验

证其抗肿瘤活性。同时基于能量代谢分析平台结合系统生物学,对目标化合物初步进行对人结肠癌细胞的肿瘤能量代谢作用机制研究。山豆根提取物馏分 SdgfE 和 SdgfF 对卵巢癌细胞系具有明显的杀伤作用,其显效的单体物质为化合物 A (maackianin)、C(sophoranochromene)、H(trifolifhizin)。

基于细胞系-高通量比较转录组测序的活性成分筛选,成功使用人肿瘤细胞系作为研究载体,对待选药物作用后的细胞 RNA 进行高通量测序,通过基因差异表达分析和权重基因共表达网络分析(WGCNA),研究了百余种药用植物馏分对乳腺癌、肺癌、肝癌、结肠癌等肿瘤细胞关键信号通路上相关基因的调节作用,筛选出了具有潜在抗乳腺癌、肺癌、肝癌和结肠癌的药用植物馏分。同时,预测了候选活性成分的潜在作用靶点,可以为进一步研究候选活性成分的抗癌作用机制提供研究基础,为抗癌新药筛选方法的研究带来了新的思路。用筛选到的 78 种具有抗癌潜力的植物馏分,分别处理乳腺癌细胞系(MCF－7)和肺癌细胞系(A549),应用高通量转录组测序方法,得到了高质量的转录组数据。该研究主要采用基因差异表达分析和 WGCNA,研究药用植物成分对癌症关键信号通路上相关基因的调节作用,筛选出了意大利蓖麻、红背桂、黑面神、牛白藤、千里光 5 种潜在抗癌药用植物以及潜在作用靶点,为抗癌新药筛选新方法研究带来新的思路。

针对功效显著的大宗药材及民族特色药材(山风等 34 种)开展化学成分研究,共分离获得 600 余个化合物,采用 NMR、MS 等波谱学手段鉴定了 586 个,确定了结构式,新化合物 17 个,特别是山风中系列佛司可林类新化合物的发现具有重要的学术意义及应用价值。对所分离的化合物使用细胞、类器官、动物模型进行活性筛选,分别送样到多个单位进行抗癌(乳腺癌、肺癌、鼻咽癌、卵巢癌、肝癌)、抗痛风活性、杀虫、抗炎、治疗痤疮等活性测试,送往广西中医药大学 400 个化合物,广西壮族自治区肿瘤防治研究所 100 个化合物,美国中田纳西州立大学(Middle Tennessee State University)47 个化合物,上海中医药大学 9 个样品,华南农业大学 26 个化合物,广西药用植物园 210 个化合物,总共筛选发现具有药效活性潜力的化合物 104 个。

五、明确 5 个临床确有疗效经方的药效物质基础

对山豆根片、华佗风痛宝、安泰肤敏、复方金钱草颗粒、复方山豆根方等 5 个经验方的药效物质基础研究,进行各经验方的提取工艺、HPLC 指纹图谱、含量测定或 TLC 薄层鉴定等质量控制方法研究,开展了相应的药效学及毒理实验评价,确定了各经验方及药材的化学物质基础。

通过药理学实验深入研究,发现并获得具有开发价值的先导化合物 7 个,包括

2-(2′,4′-二羟基苯基)-5,6-二氧亚甲基苯并呋喃、染料木素、高丽槐素、黄芩素衍生物 MHFB、环广豆根素、没食子酸、白鲜碱,分别对鼻咽癌、肝癌、卵巢癌具有明显的抑制或杀伤作用。根据化合物活性筛选的结果,进一步研究了用于治疗鼻咽癌、咽喉肿痛、抗炎等症的药物组合,成功筛选出最佳活性化合物组合 4 个。其中,高丽槐素、红车轴草苷、环广豆根素组合用于治疗鼻咽癌及咽喉肿痛,高丽槐素的含量≥0.59 mg/g,和(或)高丽槐素、红车轴草苷和环广豆根素的总含量≥2.00 mg/g;用于治疗鼻咽癌的另一药物组合为 2-(2′,4′-二羟基苯基)-5,6-二氧亚甲基苯并呋喃、染料木黄酮、羽扇豆烷醇和山豆根色满素,该组合物质量比为 5~10:3~8:10~15:2~5,对鼻咽癌细胞 CNE-1、CNE-2 均具有很高的抑制率;用于制备治疗咽喉炎的药物组合物,包括染料木黄酮与山豆根 75%乙醇提取物在 pH 为 3~4 的由乙酸乙酯萃取物用大孔树脂和膜分离制备的主要含有麦芽酚、环广豆根素、丁香脂素、高丽槐素、3-甲氧基高丽槐素的组合物,对炎症早期减轻或消除咽部黏膜弥漫性充血以及组织内渗出液集聚而引起的黏膜肿胀和炎症后期的结缔组织增生都有显著的抑制作用;用于清热解毒、消肿止痛的中药组合物,包括三七总皂苷、三七总皂苷水解物、山豆根水提经大孔树脂 39%~95%乙醇提取组合物,有很好的清热解毒、抗炎、消肿止痛作用。

六、制定 6 种大宗药材国际标准并立项

标准已经成为国家贸易技术壁垒的主要形式,国际标准化对国际市场有序竞争具有重要推动作用。中药国际化的实质是中药标准的国际化。中药原材料和中药制成品是中医药国际化发展中的主要贸易产品。但因标准缺失,中医药产品的安全与质量常常被海外市场质疑,严重影响了中草药或植物药的国际贸易。因此制定中药原材料、中药制成品等相关标准尤为重要。为推动桂药走向国际市场,重点聚焦广西大宗中药,开展了 6 种重点药材国际标准研究。其中穿心莲药材的"一带一路"区域化标准(LSEA)已在 2022 年发布,并且进入 ISO/TC 249 组织的 PWI 阶段。参与制定的干姜 ISO 标准在 2021 年发布。此外,包括余甘子《欧洲药典》标准,以及香附、黄精和铁皮石斛的《德国药品法典》,均已完成相关研究,起草标准草案并提交审核。

(一)已公开实施的标准

(1)中国医学科学院药用植物研究所,山东中医药大学,广西壮族自治区药用植物园. ISO 23972:2021 Traditional Chinese medicine—Zingiber officinale rhizome(中医药—干姜)[S]. ISO/TC249,2021 年.

(2)广西壮族自治区药用植物园,中国医学科学院药用植物研究所,广西万通制药有限公司,Institute of Thai traditional medicine(泰国),Research institute for medicinal plants and herbs Ltd.(匈牙利). LSEA 0005:2022 Traditional Medicinal Plant—Andrographis paniculata(传统植物药—穿心莲)[S]. LSEA,2023年.

(二)已提交的国际标准

1. 余甘子《欧洲药典》标准 通过协调沟通,确定广西道地药材"余甘子"的《欧洲药典》起草任务,已经与 EDQM(European Directorate for the Quality of Medicines)讨论,建立了余甘子《欧洲药典》的质量标准草案。经过全国多产地的样品收集,系统开展了水分、总灰分、酸不溶性灰分、含量测定(紫外吸光光度法)方法学、定性方法学等研究。其中,定性方面,创新性的采用没食子酸和鞣花酸"双指标"的 HPTLC 定性体系,可实现余甘子质量的快速初步评价;定量方面,《中国药典》限定其没食子酸含量不得低于 1.2%,而没食子酸很可能是单宁的降解产物,通过人为或长期储藏降解单宁来增加余甘子中没食子酸的含量,因此建立了单宁含量的测定方法,从而更加合理地评价没食子酸的含量。目前,方案已通过《欧洲药典》专家委员会讨论,正在进行方案的最后复核。

2. 香附《德国药品法典》标准 目前,《中国药典》仅以显微鉴别、薄层鉴别、水分及总灰分检查、浸出物、挥发油总含量测定作为香附质量控制标准,而挥发油具有挥发性,会因产地、贮藏时间、加工方法等的不同而显示出较大的差异,香附中含量较高的 α-香附酮等成分的定性和定量检测无疑将提升香附质量控制的水准,因此系统开展了香附的水分、总灰分、酸不溶性灰分、含量测定方法学、定性方法学等研究,已提交至《德国药品法典》委员会进行工作汇报,等待第三方实验室复核。

3. 黄精《德国药品法典》标准 目前,只有《中国药典》记载了黄精的质量标准,《美国药典》《日本药典》《欧洲药典》《香港中药材标准》等均未见记载。因此,建立黄精国际标准,有利于推动其国际发展。经过与欧盟相关药典专家沟通,已确定广西道地药材"黄精"的立项。目前,已采集 15 余批次黄精药材,经过基原鉴定,系统开展了水分、总灰分、酸不溶性灰分、定性方法学等研究,经过与《德国药品法典》(German Drug Codex, or Deutscher Arzneimittel-Codex, DAC)多次讨论,确定黄精的国际标准起草方案。已提交至《德国药品法典》委员会进行工作汇报,等待第三方实验室复核。

4. 铁皮石斛《德国药品法典》标准 目前铁皮石斛的国际标准尚未形成,阻碍其进一步的运用,因此建立其国际标准,有利于推动铁皮石斛的国际化运用。经过与《德国药品法典》委员会沟通,起草广西道地药材铁皮石斛的标准草案,已通过委员会立项。经过基原鉴定,系统开展了水分、总灰分、酸不溶性灰分、定性方法学等研究,已提交至《德国药品法典》委员会进行工作汇报,等待第三方实验室复核。

七、开发万种药用植物数据库

药用植物数据库建设是实现药用植物信息科学化采集、药用植物资源的收集与保存、药用植物的推广应用、药用植物的科学化评价以及相关领域的科学研究的基础。为了整理归纳药用植物数据库结构、数据来源、收录范围、数据开放程度、活跃度等内容,参与单位完成了对现有药用植物数据库的调研,包括 14 个药用植物资源数据库、11 个中药数据库、4 个中药治疗疾病数据库、17 个药用植物基因组学数据库、12 个药用植物转录组学数据库、8 个药用植物蛋白质组数据库、10 个药用植物代谢组学数据库、4 个综合数据库、8 个中药标准数据库、8 个中药产品数据库、5 个中药相关机构数据库、2 个民族药数据库、4 个中医药文献资源数据库、5 个中医药古籍数据库、4 个中药制剂数据库,形成 194 页共计 8 万余字的药用植物数据库调研报告,对中国药用植物资源数据库标准化建设提供一定的参考。通过借鉴参考相关标准,并依据药用植物区别于其他类型植物的特点,制定了《药用植物数据库建设标准》,规定了药用植物数据库建设中所涉及的必要和最基本信息,为确保药用植物数据库更完整、更快速、更科学地建设提供参考。

万种药用植物数据库将涵盖药用植物的物种、基因组、转录组、代谢组、化合物、疾病和药物相关数据库,数据库设计将已有的药用植物物种信息数据库、药用植物基因组/转录组数据库、药用植物蛋白质数据库、药用植物代谢组数据库、基因-化合物数据库、基因-疾病-snp 数据库、基因-疾病-药物数据库、基因-代谢通路数据库、药物-化合物数据库等信息作出分析整合,保留了广西药用植物园将植物信息区分为资源库、分子库、功能库的习惯并进行数据库设计,将药用植物基本信息、组学数据信息、有效成分信息、药物信息、疾病信息及药效评价信息这 6 大类信息彼此联动,初步构建能够支撑我国中药产业发展的知识服务平台,推动中药现代化技术的发展,为中医药的"一带一路"提供有效的数据和技术支持,为中医药的国际化提供数据服务平台。

八、开发药用植物多组学整合数据库

通过收集和整理 2018 年 1 月以来发表的药用植物基因组和转录组数据,构建了首个全面的药用植物多组学整合数据库 Medicinal Plants multi-Omics Database (MPOD, http://medicinalplants. ynau. edu. cn/)。MPOD 的框架使用 MySQL、

ThinkPHP 和 FastAdmin 构建,主要由基因组学、转录组学、通路与生物合成元件四大模块组成,下含 15 个子模块。其中收集了已发表 154 个基因组、200 个转录组及 85 个代谢途径,还添加了 6 个基因组、28 个转录组及 5 个代谢组数据。MPOD 拥有很庞大的药用植物多组学信息,在数据库基础上开展跨组学关联分析,为研究者分子育种与开发基因元件提供丰富遗传信息。

除了主要模块,MPOD 还提供了一些流行的生物信息学工具,包括"BLAST""Search""Heatmap"和"JBrowse"。所有可用的 MPOD 基因组和基因模型都包含在 JBrowse 中。"SynVisio"显示了染色体水平参考基因组的基因合成关系。"共表达分析"创建了由表达高度相关的基因集合组成的网络。解析合成途径基因是实现生物合成关键一步,验证候选基因功能尤为重要。结合基因组、转录组和代谢组数据,做了部分植物代谢物分布与基因表达谱关联分析,同一代谢途径基因共表达网络分析,不同物种基因家族同源性分析,从而促进快速、准确筛选候选基因。该数据库提供序列比对、系统发育分析、表达谱、基因共表达网络分析等工具。MPOD 是一个从基因组到代谢物水平最为全面的药用植物多组学整合数据库。

九、开发人工智能药效评估软件

人工智能药效评估软件是基于相关的数据库,通过数据去训练实现对药效评估的人工智能化。软件所依赖的数据库为中国广西-东盟药用植物小分子和疾病靶点数据库系统,数据库录入了中国-东盟各国药典记录的植物类药和动物类药中的药用小分子结构以及关联疾病靶点等,同时将广西药用植物化学成分-药物靶标相互作用大型数据库-化学成分-人体疾病信号通路网络相互作用数据库并加以一定程度的整合。在此基础上,编写广西药用植物化学成分衍生物和新骨架拓展人工智能程序。以人工智能聚类、支持向量机、人工神经网络深度学习等算法,结合分子对接运算,量子化学运算,对药用植物化学成分进行新的衍生物结构设计和新骨架拓展。具体开发过程如下。

1. 以新药设计先导化合物为目标,建立广西药用植物化学成分-药物靶标相互作用大型数据库　引进先进的数据库编程技术,引进国内外先进的药物分子数据库、蛋白质数据库、天然产物分子数据库等进行研究参考,从中分析并构建适合广西药用植物化学成分特点、具有良好的数据结构、经济快捷的存储和查阅系统。

2. 构建适合药物设计与相关计算机运算的高性能计算平台　构建药物设计与计算的云计算网络。引进国际上先进的药物计算和定量构效关系软件如薛定谔、SYBYL、MOE 等,引进国际上先进的人工智能与深度学习程序 Caffe、CNTK 和

Deeplearning4j 等，为进行衍生物和新骨架拓展人工智能程序的编程，化学成分毒理与不良反应预测程序的编程提供良好的数据平台和软件对照支持。

3. 建立广西药用植物化学成分-新药设计先导化合物大型数据库　其中包括药用植物化学成分的分子式，三维空间结构式，以及分子量、拓扑参数、电子云密度分布、LogP 系数、HOMO 能量、LOMO 能量等结构参数和熔点、溶解性、密度、折光率等物理化学参数等。

4. 建立广西药用植物化学成分-药物靶标相互作用大型数据库　其中包括从药物分子相似性人工智能搜索得到的药物配体与药用植物化学成分相似度，根据高运算量的反向对接得到的可能药物靶标，与药物靶标相互作用的吉布斯自由能计算值，记录药用植物化学成分在靶标口袋中与氨基酸残基的作用位点等。

5. 编写广西药用植物化学成分衍生物和新骨架拓展人工智能程序　以人工智能聚类、支持向量机、人工神经网络深度学习等算法，结合分子对接运算、量子化学运算，对药用植物化学成分进行新的衍生物结构设计和新骨架拓展。

人工智能药物分析软件是利用人工智能方法进行药物分析的软件，软件面向有药物分析需求但是计算机知识较为薄弱的人员，提供简单的界面进行药物的分析。本软件主要应用于药物分析领域，用于对输入的药物进行性质分析以及相似药物分析，基于 PyQt5 架构，使用 Python 编程语言开发，主要包括深度孪生网络药物分析、谷本相似性药物分析、药物详细性质、药物入库等功能。本软件具有良好的易用性，图形化设计的界面符合人类视觉感受，具有友好的操作流程，操作简单，不同任务间操作相似，简单易学，响应速度快，底层实现代码结构清晰，维护性强。

十、开发仙草指纹图谱药用植物分子鉴定软件

仙草（*Mesona chinensis* Benth.），又名凉粉草、仙人草，是唇形科凉粉草属一年或多年生草本植物，作为中草药和制作凉粉冻的原料。仙草在我国乃至东南亚地区已有悠久历史，分布于我国广东、广西、福建、江西、海南、浙江、台湾和云南等地，越南、印度、印度尼西亚、马来西亚也有分布。仙草以野生资源为主，在长期进化过程中，不同地区的仙草资源在外部形态特征、甚至内部的生理和分子结构产生了极大差异。目前，在仙草种植和生产过程中有许多问题亟待解决，其中种苗混杂是当前亟待解决的问题之一。具体来讲，在实际的生产种植中，仙草的栽培种苗主要是一些当地的农家品种，多是由野生种驯化而成，其种质来源非常混杂，因而导致药材质量参差不齐。随着仙草用量的不断提升，仙草的种质资源问题得到了重视，分子标记是资源鉴定与评价仙草品种的有效方法之一。

利用仙草（凉粉草）转录组数据中的 EST 序列分析其所含微卫星重复序列的组

成和特征,开发仙草 EST - SSR 引物,验证仙草 EST - SSR 引物有效性及其在仙草中的通用性,以期为仙草及其近缘属种的亲缘关系鉴定、系统进化、遗传变异、遗传图谱构建等研究提供重要的工具和有价值的信息。根据研究结果,设计了 1 套基于 EST - SST 分子标记的仙草品种鉴定软件。

十一、开发人参属药用植物综合信息数据库

为帮助从事人参属植物栽培驯化和重要皂苷生物合成的学者们更为迅速有效地获得最新相关进展,建立了一个由 MySQL、ThinkPHP 和 FastAdmin 构建的人参综合信息数据库。该数据库收集了 16 种人参的地理分布、形态和品种信息,归纳了 5 大主题,分别是种质资源、遗传信息、代谢物、群体结构、组学数据的采集和上传。种质模块包含物种信息和品种信息。PanaxGDB 首先结合权威植物分类机构的识别和多种权威文献来确定物种,从而区分每个物种之间的关系,提高数据的准确性和参考价值。在品种信息方面,人参行业的参与者可以很容易地获得目前 50 个人参品种的 8 种信息,以便帮助他们根据自身行业发展做出品种选择的决策。代谢物方面重点介绍了近 600 种化合物的分布和特征以及已知的代谢途径。对于已发表的基因组,该数据库还将基因组草图与结构和功能注释相结合,并根据不同组织生长阶段和处理的组织良好的转录组计算基因表达水平。最后提供了 Blast 和 JBrowse 来执行功能分析。

该数据库集成了人参属种质资源信息、植物化学和多种组学数据形成一个便于检索的可视化界面。PanaxGDB 将为参与人参属研究的科学家提供一个重要的资源,用于主要品种的比较研究、药理价值开发和皂苷的异质生物合成研究。

十二、开发广西莪术分子水平快速精确甄别试剂盒

广西莪术、莪术、姜黄和温郁金均为姜黄属(*Curcuma* L.)植物,形态特征类似极易混杂,且种内形态变异巨大,缺乏稳定的形态特征,加上大部分种类带花果标本不易采到,传统鉴定和分类比较困难。

微卫星是一段重复的 DNA,其中某些 DNA 基序(长度范围从 1 到 6 个或更多碱基对)重复,通常重复 5~50 次,被植物遗传学家称为简单序列重复序列(SSR)。微卫星出现在生物体基因组的数千个位置,具有比 DNA 的其他区域更高的突变率,这些变异表现为微卫星单位数目的整倍性变异或重复单位序列中的序列有可能不完全相同,因而造成位点的多态性。根据微卫星保守序列设计特异性引物并添加荧光基团,进行荧光 PCR 扩增,将带有荧光信号的扩增产物进行 3 730 毛细管荧光电泳检测。重复单元次数不同的片段具有不同位置的峰图,根据峰图的读数判断不同

等位基因,常用于种群遗传学,以衡量亚种、群体和个体之间的相关性水平。

根据姜黄属转录组序列分析设计 SSR 引物,共得到 192 对引物用于筛选。通过7 个样本,对引物进行扩增,扩增产物经荧光毛细管电泳检测。使用 GeneMarker 软件对结果进行分析,筛选到 26 对引物。用 26 对引物分别对 26 个样本进行扩增,扩增产物经荧光毛细管电泳检测,使用 GeneMarker 软件进行基因型数据的读取,按位点名称分别导出 Excel 基因型原始数据和 PDF 分型峰图文件,并进行聚类分析。根据研究结果,开发了广西莪术及姜黄属物种快速鉴定试剂盒。

第三节 广西药用植物保育研究实例

药用植物保育学是在大量药用植物引种、驯化与保护的实践经验和理论研究基础上,通过开展药用植物发源中心、遗传保育、生态保育、驯化保育、繁育、复育及保育策略与评价研究,为珍稀濒危药用植物原种保存、生境保护、繁育与复育提供理论依据和技术指导。本节以箭根薯、八角莲和地枫皮 3 种药用植物的保育研究实例阐述药用植物保育所取得的研究进展和成果。

一、箭根薯的保育研究进展

箭根薯(*Tacca chantrieri* Andre)又名蒟蒻薯、大叶屈头鸡、老虎须、老虎汤、老虎花、山大黄,为蒟蒻薯科蒟蒻薯属植物的干燥块状根茎[1]。箭根薯长几十厘米的飘逸下垂紫黑色小苞片宛若虎须,整个花序状似虎面,故又名"老虎须";其根、茎可清热解毒、消炎止痛,临床常用于治疗肝炎、高血压、胃痛、烧烫伤和刀伤等[2]。由于市场需求较大,导致野生资源过度开采,蕴藏量断崖式下跌。箭根薯的种子在自然条件中的萌发率较低,难以分株繁殖,所以种苗数量限制了栽培规模。目前,箭根薯的相关研究较少,导致产业发展受限。为了促进产业发展同时更好地保护利用箭根薯,亟需深化开展箭根薯的相关研究,了解箭根薯资源现状、掌握箭根薯生长发育规律、推动箭根薯的迁地保育和回归保育,从而实现箭根薯资源的可持续利用。

(一)资源现状

箭根薯分布于我国热带至中亚热带南缘,广东、广西、云南和西藏的墨脱等地,

[1] 贺善安.中国珍稀植物[M].上海:上海科学技术出版社,2001:172-190.
[2] 石云平,唐辉,王满莲,等.箭根薯花愈伤组织诱导及植株再生研究[J].西南农业学报,2012,25(4):1402-1406.

在南亚、东南亚的印度、越南、泰国等国家也有分布[1]。目前,箭根薯生境受到人为破坏,加之自身因素,如种子萌发条件严苛,对光照、水分和热量要求较多,果实极易被鼠蚁等动物啃食等,严重制约种群自然更新。此外,因其综合价值较高导致人们无节制利用资源。箭根薯已被国家认定为三级保护植物,列入渐危品种[2]。

(二)迁地保育

1. 引种驯化　高福洪等[3]通过低温对老虎须的伤害试验研究,发现箭根薯在-1℃的环境中会被冻死,在18℃的环境中,虽然箭根薯出现受害现象,但并没有死亡,只有部分叶片受损但后期生长过程中有一定概率恢复,因此,在引种驯化时应注意低温保护,避免植株冻伤。1960—1969年,西双版纳植物园首次对箭根薯进行了引种和驯化栽培及保存,研究人员对采自我国西南、华南部分地区和泰国清迈的多个居群进行简单重复序列扩增相关研究,发现其主要为自花授粉(因其居群间高水平的遗传分化和居群内较低的遗传多样性特点),箭根薯在生殖繁殖过程中可以自主授粉,无需借助传粉动物。赵月梅等[4]发现箭根薯遗传变异主要存在于居群之间,推断产生原因为其自交繁殖方式,因此对其进行保育时应引种多个居群。箭根薯驯化需根据箭根薯生物学特点及适宜生境来营造驯化条件,调查箭根薯资源分布区,分析其适宜分布区的气象因子,获得箭根薯适宜生长环境、气候及区域等因素,再根据箭根薯生物学特点,从而可营造出箭根薯驯化的适宜生境。

2. 种苗繁育　箭根薯的繁育方式通常有3种,分别为组织培养繁殖、种子繁殖和分株繁殖。

(1)组织培养繁殖。组织培养技术指通过植物离体的组织器官培养得到组培苗,组培苗经过适当的炼苗过程后,可以移栽至野外进行繁育。组织培养技术已经成为珍稀濒危药用植物保育的一种有效途径。箭根薯的叶片、茎尖、种子、花等器官外植体均可作为组织培养的起始材料。

研究人员以箭根薯野生种为材料,采用不同激素组合对不同部位起始材料(根茎、叶片、叶柄)进行诱导。结果显示,叶片和叶柄均能诱导出愈伤组织,叶柄效果最好;筛选出了愈伤组织诱导、不定芽诱导分化、生根诱导的最佳培养基的配比,其中

[1] 张南平,魏锋,肖新月,等.中药资源的可持续利用现状与建议[J].中国药事,2011,25(11):1079-1082.

[2] 贺善安.中国珍稀植物[M].上海:上海科学技术出版社,2001:172-190.

[3] 高福洪,刘科伟,杨军,等.老虎须低温伤害试验[J].现代园艺,2015(11):5-6.

[4] 赵月梅,张玲.基于ITS序列云南老虎须(Tacca chantrieri)居群遗传多样性的探讨[J].安徽农业科学,2011,39(34):21014-21015+21036.

诱导率、分化率和生根率分别为 100％、90％和 100％。谢利等[1]发现调整接种密度可以使愈伤组织的芽分化率提高到 66.67％；适宜的 NAA 浓度可将叶片愈伤组织诱导根分化率提高至 66.67％，接种密度为 3 块/瓶时，叶片愈伤组织诱导芽分化率为 88％；1/2MS＋0.50 mg/L NAA 培养基可使分化芽的生根率达到 100％，其中每株箭根薯的根分化数为 5.73 条/株。白艳荣等[2]发现 2％次氯酸钠 2 mL 和 0.1％氯化汞 8 mL 组成的消毒液对箭根薯种子消毒灭菌效果最好；温度条件的改变对其种子萌发率无显著影响，基质中草炭和珍珠岩配比为 1∶1 时移植炼苗较好。花作为种子植物的有性繁殖器官，也可以用来作为植物组织培养的材料，进行植物繁殖。

（2）种子繁殖。箭根薯种子种皮致密，结构紧密，透水和透气性较差。播种时将箭根薯种子均匀撒播于育苗基质上即可。何慧英等发现箭根薯种子萌发具有需光性；萌发温度为 25～30℃伴随周期性光照时种子发芽率较高；土壤含水量为 60％～70％最佳；种子在 4～－18℃下贮藏半年，其发芽率较新鲜种子无显著差异，贮藏半年以上，其发芽率下降明显。张远辉等[3]发现用水浸泡可软化种皮加上适宜的处理时间对箭根薯种子萌发有显著影响，其种子具轻度休眠习性，休眠时间约为 1 年。何惠英等[4]在对箭根薯种子研究中发现，种子采集地和采收时间对箭根薯种子发芽率影响显著，采自西双版纳热带植物园阴生植物区的箭根薯种子发芽率为 12％，采自云南思茅的种子发芽率高达 90％以上，故使用种子进行繁殖时，需考虑温度、光照、水分、种源以及采集时间等因素对种子发芽率的影响。

（3）分株繁殖。分株繁殖过程中，需要保证箭根薯水分充足，但冬季应减少浇水。这一繁殖方式的繁殖系数低，难以满足箭根薯大量繁殖的需要。

3. 种质资源保存　箭根薯的种质资源保存方式包括：活体植株保存、种子保存及离体保存，其种子适宜保存在干燥低温环境下；其组培苗宜存放在 15℃下，需要半年继代 1 次，延长继代时间间隔的方法主要有加入生长抑制剂和降低保存温度。

（三）回归保育

当前珍稀濒危药用植物主要有就地保护、近地保护、迁地保护和植物回归的保护策略，对于箭根薯的回归保育，需要综合考虑箭根薯的生物学特性、生长环境特征及回归野外后的管理和监控等因素，从而制定适宜的回归保育方案。

[1]　谢利，周欢，曾瑞珍，等. 老虎须的组织培养研究[J]. 种子，2015，34(8)：91－94.
[2]　白艳荣，蒋亚莲. 老虎须组培实生苗快繁技术及其生根炼苗的移栽效果[J]. 贵州农业科学，2017，45(9)：49－52.
[3]　张远辉，周双云，张丽霞，等. 箭根薯种子萌发研究初报[J]. 福建热作科技，2003，28(4)：47－48.
[4]　何惠英，文彬，殷寿华. 箭根薯种子发芽试验[J]. 中南林学院学报，2003，23(4)：120－122.

1. 回归保育的类型　药用植物回归包含增强回归、回归引种、异地回归、重建回归。目前,箭根薯主要分布于广东、广西、云南等地,生于水边或雨林阴湿处,但其野生资源越来越少,因此为了扩大箭根薯的分布区域,增加箭根薯自然驯化的地理分布多样性,可以从重建回归、异地回归和回归引种这 3 种保育类型着手。考虑到箭根薯资源现状及保育回归的资本投入,对于主要历史分布区的箭根薯种质资源只需要限制滥采乱挖现象,保证现有资源正常更新和繁殖即可。

2. 回归保育的适宜区域　物种回归地综合考虑各因素对物种的影响。物种回归地应能基本满足回归物种生存所必要的各项基本条件,包括气候、土壤、生态学、生物学等各方面因素;同时要排除导致回归物种致濒的主要因素或使其主要致濒因素可控,只有满足这些条件,才可进行物种回归。根据箭根薯生长习性可以选择广东、广西及云南等地的热带雨林林下、山谷阴湿处等地作为箭根薯的回归保育区域。但为了后期便于管理和监控,确保箭根薯回归保育能够顺利进行,最好选择自然保护区、森林公园以及国有林场等区域作为箭根薯回归保育的地点。

3. 回归保育实践

(1)种苗繁育。因回归引种用到的种苗数量大,箭根薯适宜通过种子繁殖或组织培养的方式繁殖种苗。

(2)移栽回归。箭根薯幼苗长出 4～5 片叶后进行移栽,种植时间不受季节限制。但其根系适宜较为透气的土壤环境,所以可在土中混入腐质土、甘蔗渣和有机肥等以增加透气性和改良土壤营养状况,种植前底肥要施足,起垄种植,种植后浇足够的水。

(3)后期管护与监测。移栽半个月后可施肥。因为 4～11 月均为其花果期,所以在花果期开始即 4 月份施有机肥,以后每月分别交错施加尿素水肥和复合肥水肥直到 9 月,次月松土并施加有机肥。若冬季缺水干燥应保持基质湿润;若出现螺蛳和蜗牛啃食植株,需适量使用杀虫剂防治,在冬节易感褐斑病,此时可用农药杀菌。

(四)展望

在箭根薯药材资源研究现状的基础上,结合其生长特性、繁育特性、原生境特点及濒危因素进而制定了箭根薯回归保育的方法,旨在为箭根薯制定生态种植和回归保育实践策略,并为其他珍稀濒危药用植物保育研究及实践提供理论依据。在对药用植物进行保护与开发的实践中,需将迁地保育与回归保育等方法整合起来,充分利用生物技术、生态技术、工程技术集成,为珍稀濒危药用植物筑起一道安全的保护屏障,从而使珍稀濒危药用植物资源得到有效保护与开发,从而更好地推动中医药行业的健康发展。

二、八角莲的保育研究进展

八角莲[*Dysosma versipellis*（Hance）M. Cheng ex Ying]别名山荷叶、金魁莲、旱八角、荷叶莲、江边一碗水、独角莲等，为小檗科鬼臼属多年生宿根草本药用植物。八角莲始载于《神农本草经》，以"鬼臼"之名列为下品，"主杀蛊毒鬼注，精物，辟恶气不祥，逐邪，解百毒"。据《本草纲目》《证类本草》《植物名实图考》和《全国中草药汇编》等文献记载，八角莲以根茎入药，能够清热解毒、祛瘀消肿、化痰散结，治疗痈肿、跌打损伤、咽喉肿痛等。

现代药理研究表明，其根状茎中鬼臼毒素（podophyllotoxin）含量极高，具有较好的抗肿瘤、抗病毒及抗菌等生物活性[1]。近年来，八角莲的开发利用备受关注。然而，据野外调查显示，1960年以前八角莲在比较偏僻山区较为常见，1975年后主要分布于自然保护区或以农家栽培形式生存。随着人类对自然的不断索取，八角莲的适生环境正在缩小，资源急剧减少。这说明人们对其植物资源的开发和利用缺乏科学的指导且保育意识淡薄。目前，八角莲已被列为国家Ⅱ级保护濒危植物。因此，加强其保育研究对实现八角莲资源的可持续利用具有重要意义。

（一）资源现状

八角莲是我国特有的濒危植物。其大多为零星分布，种群数量小，主要分布于湖北、贵州、广西、四川、江西、重庆、陕西、湖南、云南、安徽、广东、浙江等地，陕西南部大巴山北坡为其分布的最北界。王万海等[2]通过查阅文献、走访市场等方式对湖北恩施地区的15个样地（110°18′50.0″E～108°55′57.8″E，29°22′11.3″N～30°50′10.2″N)的八角莲野生资源进行了实地调查，并对样地八角莲的蕴藏量进行了估算，认为恩施产区的八角莲蕴藏总量约为832.91 kg，年允收量仅为138.80 kg，且调查发现很多分布区的八角莲已几近灭绝。韦蓉静等[3]对贵州省黔南州三都县八角莲群落进行生态学调查及生态位分析，认为该地区八角莲生态位宽度较小且种间竞争激烈，自然条件下生长状态与其他常见物种比较处于劣势。管毕财[4]在2006年对湖北神农架、重庆金佛山、四川峨眉山等10个八角莲群体进行调查，发现八角莲适宜生境正在缩小，资源急剧减少，各群体之间呈明显间断的"岛屿状"分布，

［1］马君，江露，陈虎，等.中药八角莲的研究进展[J].湖北医药学院学报，2020，39(1)：96－100.

［2］王万海，陆光琴，兰洪波，等.茂兰喀斯特森林野生八角莲生境调查[J].绿色科技，2020(12)：20－22.

［3］韦蓉静，徐浩峰，田华林，等.濒危名贵药材——八角莲群落生态学调查及生态位分析[J].中国林副特产，2014(6)：66－68.

［4］管毕财.特有濒危植物八角莲保护遗传学和分子亲缘地理学研究[D].杭州：浙江大学，2008.

且大群体越来越小,小群体逐渐消失,栖息地退缩到了人类日常活动不曾触及的森林,甚至自然保护区内的群体也被偷采,导致其栖息地不断缩小。

(二)迁地保育

1. 引种驯化

(1)人工栽培。近年来,八角莲各种内部和外部致濒因子的共同作用使其濒临灭绝。实践证明,野生变家种是实现野生药用植物资源有效保护和可持续利用的有效途径。早在 20 世纪 80 年代,人们就开始了八角莲野生转家种的栽培研究。经过 30 余年的研究积累,对于八角莲的引种栽培技术已经取得了初步成果。甘国菊等[1]在前人研究基础上,总结了八角莲的人工栽培技术,主要包括选地整地、育苗、定植、搭设荫棚、中耕除草、肥水管理、病虫害防治等内容,为广大药农提供了技术指导。刘少轩等[2]选用 3 年生八角莲苗,在半枫荷林不同郁闭度及空地种植,进行了栽培试验,研究认为,适宜种植八角莲的半枫荷林最佳郁闭度为 0.5~0.7,在这个郁闭度之间八角莲的成活率、保存率及生长量都较好。陆炜强[3]研究了八角莲规范化生产关键技术,依照我国中药材产品标准规范,制定了适用于浙江省磐安县八角莲生产基地及其毗邻地区的八角莲规范化生产标准操作规程。为了进一步规范中药八角莲栽培技术,原国家林业局发布了《八角莲栽培技术规程》(LY/T 2952—2018)。该标准的实施有效规范了中药材八角莲的生产过程,在一定程度上保证了药材质量。为了保护野生资源及满足市场需求,四川省自然资源科学研究院秦小波等[4]通过对峨眉山特有八角莲,特别是发现的新变种峨眉八角莲进行了多年资源圃保育及繁殖,基本驯化了峨眉八角莲,并将其应用于当地人工栽培示范。该团队从 2012 年起连续在峨眉山进行最小 3.33 hm^2 的试种,与当地企业合作栽培八角莲 2.67 hm^2,此后面积增加达百亩,亩产鲜品质量达 1 000 kg。

(2)引种材料。中药材八角莲的基原植物为八角莲。此外,还有云南八角莲 *D. aurantiocaulis*(Hand.-Mazz.)Hu、小八角莲 *D. difformis*(Hemsl. Et Wils.)T. H. Wang ex Ying、贵州八角莲 *D. majorensis*(Gagnepain)M. Hiroe、六角莲 *D. pleiantha*(Hance)Woodson、西藏八角莲 *D. tsayuensis* Ying 等变种,引种时要加以区分。内部转录间隔区 2(ITS2)序列作为 DNA 条形码可准确鉴别八角

[1] 甘国菊,廖朝林,林先明,等. 八角莲人工栽培技术[J]. 现代农业科技,2012(5):170-171.

[2] 刘少轩,蔡卫东,韦蓉静. 不同郁闭度林下种植八角莲收获量与土壤养分变化分析[J]. 广西林业科学,2019,48(4):514-517.

[3] 陆炜强. 八角莲规范化生产关键技术研究[D]. 杭州:浙江大学,2011.

[4] 国家科技成果网. 濒危珍稀植物八角莲的选育及研究[EB/OL].(2021-03-01)[2023-10-09]. https://www.tech110.net/portal.php? mod=view&aid=696162.

莲药材的基原植物及其混伪品,为八角莲物种鉴定及药材真伪鉴别提供依据。因其野外自然状态下产种量极少,农家引种时多采挖根茎用来繁殖种苗。

(3)生态适应性。适应性评价是衡量植物迁地保育成功与否的关键。药用植物引种驯化不仅需要保证种源可靠,还需要注意生态环境在驯化过程中扮演的角色。温度和光照是影响植物生长的重要生态因子。Karuppaiya 等[1]研究表明,低温下调控八角莲鬼臼毒素合成的基因表达量上调,促进了鬼臼毒素在根茎的积累。在低温(4～6℃)条件下生长的八角莲的生物量和叶绿素、类胡萝卜素、鬼臼毒素含量均高于在 25～30℃温室大棚生长的八角莲。Zhao 等[2]研究不同光照强度(10%、30%、50%、100%自然光)对八角莲形态性状、物质分配、光合作用及其活性成分积累的影响发现,随着光照强度的增加,植株变矮,叶片变小,而在盛夏(7月)日照充足(100%自然光)的情况下叶片受损严重;在过度光照导致叶片死亡后,8月会长出新叶,而在其他 3 种光照下生长的植株则表现出旺盛的长势;在 30%自然光照射下,叶片为暗绿色;光照强度对八角莲总生物量无显著影响,且 4 种光照强度梯度下的物质分配模式相似,生物量平均有 85%分配给了地下器官(根茎),其余 15%分配给了地上植物部分;30%自然光光照强度下,八角莲表现出最佳的营养生长和光合作用能力,鬼臼毒素积累量较高。因此,八角莲是一种能够很好地适应光照变化的耐阴植物。在八角莲的引种栽培和回归保育实践时,建议将光照强度设置为 10%～50%自然光,尤其是 30%自然光。

2. 种苗繁育　八角莲的种苗繁育方式通常有种子繁育、根茎繁育和组织培养繁育 3 种方式。

(1)种子繁育。种子繁殖是八角莲最原始的繁殖方式。其种子在自然条件下具有休眠期长的生理特性。刘燕琴等[3]认为,种皮和胚乳制约、种子生理后熟是引起八角莲种子休眠的主要原因,用 400 mg/L 赤霉素(GA3)溶液浸种 24 h 或 6～7℃低温层积均能在一定程度上解除休眠,促进萌发。其中,以 6～7℃低温层积 150 日效果较好,发芽率和发芽势分别达到 88.5%和 30.4%。贮藏条件和方式也是影响

[1] Karuppaiya Palaniyandi, Wu Jun. Low temperature enhanced the podophyllotoxin accumulation vis-a-vis its biosynthetic pathway gene (s) expression in Dysosma versipellis (Hance) M. Cheng—A pharmaceutically important medicinal plant [J]. Process Biochem, 2020(95):197－203.

[2] Zhao Y P, Gong H D, Lu W Q, et al. Growth, photosynthesis and podophyllotoxin accumulation of Dysosma versipellis in response to a light gradient and conservation implications [J]. Chin Sci Bull, 2011,56 (24):2570－2575.

[3] 刘燕琴,刘旭,刘杰,等.濒危植物八角莲种子休眠特性的初探[J].中国农学通报,2014,30(10): 203－206.

种子活力的重要因素。研究表明,对种子进行砂藏可以提高种子的发芽率[1]。虽然,通过激素处理和低温层积可以在一定程度上解除休眠、促进萌发,但据八角莲有性繁殖的初步研究发现,自然情况下八角莲坐果率低于8%,而成熟的八角莲果实在5%以下,果实内仅含有效种子4~6粒。

由于八角莲存在自交不亲和障碍,自然状态下结实率低下,可用于育苗的种子量有限,成为八角莲种子育苗的瓶颈问题。对于异花授粉植物,人工授粉是提高其结实率的重要途径。刘燕琴等[2]经过多年的研究,认为采用人工授粉方法可以提高八角莲种子结实率。但人工授粉费时费工、效率低下,依然无法满足规模化育苗的需求。

(2)根茎繁育。根茎繁殖是部分根茎类植物的繁殖方式,具有出苗率高、不容易发生徒长、生长势和抗逆性较强、可较好保持品种种性等优点。八角莲根状茎先端结节每年可形成1个幼芽,第2~3节上有芽苞,当受外界创伤或人为切割时,可促使其节上芽苞萌发,长出新苗,而其后的结节则逐渐老化,再生能力很弱。因此,可利用八角莲先端的1~3节进行无性繁殖。我国华中地区一般在7月下旬至8月上旬(西南地区一般2~3月)采挖八角莲根茎,切下其第1~3个结节作繁殖材料,随采随栽。可在畦面上横向开沟条播,行距20 cm,播幅10 cm,沟深3~4 cm,在沟内按每隔8~10 cm种上1个芽苞,用火土灰盖种,充分浇水后覆草保温保湿。但由于目前八角莲资源量稀少,加之其根茎只有长在前端的2个圆盘节具有分生能力,后面的圆盘节木质化严重,无再生能力,利用其根茎进行规模化育苗困难很大。此外,八角莲的药用部分主要是根茎,为了不浪费其药用部分,需要考虑利用其他非药用部位来代替根茎进行育苗。韦蓉静等[3]尝试用根茎根代替根茎繁殖,但经对比,根茎根的成苗率仅为38%,比根茎育苗法成苗率低64%。刘燕琴等[4]开展了茎节育苗不同播种时间、不同生长年限茎节出苗特点的研究,对多年生茎节采用药剂处理法,筛选合适的激素组合、浓度,促进了多年生茎节的出苗率;同时,对多年生茎节采用药剂处理合并室内砂藏处理能较好地促进其萌芽,提高了茎节的出苗率。该研究组在对须根播种方法、材料规格、播种时间等研究的基础上,对须根药剂处理的激素

[1] 刘燕琴,肖波,胡开治,等.濒危药用植物八角莲种子育苗技术研究[J].中国民族民间医药,2012,21(7):26-27.

[2] 刘燕琴,刘正宇,秦静,等.运用人工授粉技术提高八角莲坐果率的研究[J].现代中药研究与实践,2010,24(3):28-29.

[3] 韦蓉静,罗桃,田华林,等.八角莲埋根育苗试验[J].中国林副特产,2013(6):40-41.

[4] 国家科技成果网.濒危药用植物八角莲的繁殖技术研究[EB/OL].(2021-03-01)[2023-10-09].https://www.tech110.net/portal.php?mod=view&aid=632810.

组合进行了筛选,并采用合适的药剂处理、室内低温层积等方法有效促进了须根苗的分化、出苗。徐铭泽等[1]采用正交法,对根状茎结节进行浸泡之后,将根状茎栽入培养土中,再用对应的激素水溶液代替自来水进行培养,结果发现,选取根状茎第1节结节,1.0 mg/L 6 -苄氨基腺嘌呤(6 - BA)+0.2 mg/L 苯基噻二唑基脲(TDZ)激素水溶液中浸泡 24 h,不定芽诱导效果最好,每个根状茎诱导的不定芽数可达 5～7 个,表明用激素水溶液对八角莲根状茎进行浸泡预处理和浇灌,能显著提高八角莲不定芽的产量。

(3) 组织培养繁育。Jiang 等[2]于 2012 年成功建立了八角莲的高效组织离体快繁技术体系。该方法以八角莲根茎上的嫩芽为外植体,接种在 MS+1.0 mg/L 6 - BA+0.5 mg/L GA3+0.5 mg/L 玉米素(Zea)培养基上 6 周后,可直接分化出多个不定芽而不经过愈伤组织阶段;以叶片为外植体,接种在 MS+0.5 mg/L 萘乙酸(2,4 - D)+0.2 mg/L 6 - BA 培养基上 4 周内即可诱导出愈伤组织,愈伤组织在 MS+1.0 mg/L 6 - BA+0.2 mg/L TDZ 培养基上 6 周内可分化出不定芽;且从根茎的嫩芽和愈伤组织分化获得的不定芽在 1/2 MS+0.5 mg/L 吲哚丁酸(IBA)+0.5 g/L 活性炭(AC)培养基上培养 4 周,生根率可达 100%;在蛭石-土壤(1：1)的基质中炼苗后移植到田间,成活率达 85%。八角莲离体组织培养体系的建立为濒危植物八角莲开辟了新的繁育途径。该方法外植体用量少、短时间内可繁殖大量种苗且对母体植株无损伤,弥补了种子繁殖和根茎繁殖的缺点,对濒危植物八角莲的迁地保护意义深远。

中国医学科学院药用植物研究所广西分所科研人员总结了八角莲的组织培养繁殖方法,并制定了适用于广西境内八角莲种苗规范化生产的八角莲组培苗生产技术规程[3]。利用此组织培养方法,组培苗种子诱导率为 85.2%,组培苗生根率达 85%以上,但有少量组培苗出现褐化,需进一步对其进行防褐化试验研究。在对药用植物的迁地保护过程中,活性成分的变化仍是备受关注的问题。比较八角莲愈伤组织和组织培养品及野生品中鬼臼毒素含量,发现八角莲的组织培养品与野生品所含化学成分类型基本相同,但有效成分鬼臼毒素含量远低于野生品。八角莲为多年生药用植物,主要以地下根茎入药,但其根茎呈结节状,每年长 1 节,数年才能入药

[1] 徐铭泽,陆艳芝,朱应红,等.八角莲不定芽的快速培育[J].绿色科技,2015(6):20 - 22.

[2] WM Jiang, LX Chen, Q Pan, et al. An efficient regeneration system via direct and indirect organogenesis for the medicinal plant Dysosma versipellis (Hance) M. Cheng and its potential as a podophyllotoxin source [J]. Acta Physiol Plant, 2012,34(2):631 - 639.

[3] 广西壮族自治区质量技术监督局.八角莲组培苗生产技术规程:DB45/T 1031—2014[S].北京:中国标准出版社,2014:8.

用。育苗移植的八角莲要 8 年以上才能收获,生产周期较长。鉴于此,八角莲组培苗移栽到野外生长数年后药用成分含量是否能恢复到原野生品的水平还需要进一步深入全面的研究。

3. 种质资源保存 目前,八角莲种质资源保存主要有活体植株保存、种子保存及离体组织器官保存 3 种方式。活体保存主要以种质圃栽培保存为主。四川省自然资源科学研究院熊铁一等[1]收集了 150 余份野生八角莲居群材料,建立了独立的研究用八角莲种质资源圃。在种子保存方面,刘燕琴等[2]研究发现,从 9 月开始进行 4℃冰箱低温贮藏,到次年 2 月,八角莲种子发芽率为 0,说明八角莲种子低温贮藏技术还有待进一步研究。因未进行种子湿度管理,种子室内砂藏法出苗率低于50%。而室内砂藏保湿法的温度、湿度能得到较好的控制,促进了种子后熟,有效保持了种子活力,种子发芽率较高,出苗率可达 90%。随着八角莲植物组织培养技术的日渐成熟,也可通过离体组织培养技术保存种质资源。离体材料每隔一段时间(常规时间为 1~2 个月)进行继代培养以保存种质资源,但组织培养保存法存在遗传材料变异的风险。

(三) 回归保育

回归保育也称再引入,是将人工繁殖体重新放回适合其生存的野生环境中去,重建较为完善的生态系统,提高生态系统生物多样性及群落稳定性,建立可自我维持的种群的保育方式。八角莲的回归保育需根据其生长发育规律、野生原种适生环境及濒危原因制定适宜的回归保育方案。

1. 回归保育的类型 回归保育主要有增强回归、重建回归和引种回归 3 种类型。增强回归是在原有种群的基础上,通过回归增加物种数量;重建回归即在生境中原有分布,但已经消失了,其目的是通过种群的释放与管理,扩大物种的分布范围;引种回归是把物种回归到合适的生境中,而不清楚该生境原来是否有回归物种的分布。由于八角莲地理分布较广,遍及我国 16 个省、自治区和直辖市,只是有些分布区原有种群数量减少或整个种群已消失。因此,可通过增强回归在原有种群的基础上增加八角莲种群数量;通过重建回归重新释放一些八角莲群体,回归到原种群已消失的分布区,恢复原有八角莲分布范围。考虑到资金和人力投入,对于主要分布区的八角莲种质资源只需要限制乱采乱挖现象、保证现有资源正常更新和繁殖即可。

2. 回归适宜区域的选择 长期的自然驯化使八角莲形成了喜阴湿环境、忌强

[1] 国家科技成果网.八角莲属植物种质资源的收集保存、评价及开发利用[EB/OL].(2021-03-01)[2023-10-09].https://www.tech110.net/portal.php?mod=view&aid=696161.

[2] 刘燕琴,肖波,胡开治,等.濒危药用植物八角莲种子育苗技术研究[J].中国民族民间医药,2012,21(7):26-27.

光和干旱的生长特性,其生长在山谷、山坡常绿阔叶林、落叶阔叶林或竹林下阴湿处,透射光强度 10%～50%,以 30%的透光率下生长为最优[1]。由于八角莲的自交不亲和特性,在野外自然状态下主要通过昆虫传粉受精进行后代繁殖。因此,在充分考虑八角莲适生环境的前提下,应尽量选择传粉昆虫活动频繁的区域,或在该生境下通过放养传粉昆虫。为了便于八角莲回归保育的实施及后期的管理和监控,最好选在国家或各地方自然保护区、国有林场等区域内。

3. 回归保育实践

(1)种苗繁育。药用植物在回归保育时要尽量保留其野生原种的生物学特性及其药效遗传特性。虽然,通过种子繁殖、根茎繁殖和组织培养繁殖 3 种繁殖方式都可以获得八角莲实生苗,但由于回归野外除种苗用量大外还要求能较好地保持其遗传特性。八角莲本身产生种子数量有限,且种子存在休眠期,繁殖多代后会发生种性退化和种质变异现象,不能完全保证其野生原种的生物学特性及其药效特性。根茎繁殖对母体植株有一定损伤性,且不能满足生产大量种苗的要求。因此,建议通过离体组织培养的方式来获得八角莲回归种苗。种源须为野生原种,苗木须健壮无病虫害,以保证种苗具备一定的野外条件生长能力,同时也可避免对回归生境的危害。组培苗的继代次数不能太多,若在人工条件下已经繁殖多代则有可能导致其繁殖和自卫能力降低,从而难以适应野外恶劣的环境而无法生存。回归所用组培苗按《八角莲组培苗生产技术规程》(DB45/T 1031—2014)的要求生产。组培苗炼苗 15 日后,移栽于泥炭土-珍珠岩(1∶1)混合的苗钵中,在遮阴棚下生长 30 日后即可移栽回归至野外。

(2)移栽回归。移栽时间在春、夏、秋季均可,以春季为最佳。具体可按参考文献[2]和《八角莲栽培技术规程》(LY/T 2952—2018)进行。

(3)后期管护与监测。定植后如无降雨,可进行人工浇水。要保持土壤湿润透气。同时,注意排水,以防根系外露和烂根现象的出现。此外,也要注意适时培土。为了满足其生长发育的需要,在定植后,还要适时摘蕾、追肥。待植株健壮生长后每隔半年或 1 年须去实地查看,及时清除缠绕在植株上的枝蔓及其他威胁八角莲生长的不利因素。

(四)展望

一系列内因(自交不亲和现象、遗传多样性低、自然状态下结实率低)和外因(野生资源的过度采挖、生长环境的破坏)的共同作用加剧了药用植物八角莲的濒危程

---

[1] WM Jiang, LX Chen, Q Pan, et al. An efficient regeneration system via direct and indirect organogenesis for the medicinal plant Dysosma versipellis (Hance) M. Cheng and its potential as a podophyllotoxin source [J]. Acta Physiol Plant, 2012, 34(2):631－639.

[2] 陆炜强. 八角莲规范化生产关键技术研究[D]. 杭州:浙江大学,2011.

度。为实现对其资源的可持续利用,对药用植物八角莲的保育学研究与实践势在必行。通过迁地保育能方便研究八角莲的遗传、繁殖、生长发育规律,提取其有效成分,研究其药效的形成与维持规律。这些规律对八角莲的药效保护起基础支持作用。然而,还需通过回归保育将人工繁殖体重新放回适合其生存的野生环境中去,增加八角莲野生种群的数量,扩大野生资源分布范围,重建较为完善的生态系统,提高生态系统生物多样性及群落稳定性,使其"源于自然,归于自然"。此外,为保护八角莲现有种群和将来回归种群的生长和正常繁殖,地方政府和国家相关部门应加大对其分布区的监管力度,巩固八角莲保育成果,最终实现对八角莲资源的可持续利用。最后,还需关注八角莲保育效果,如制订保育策略实施一段时间后,对其分布区域、蕴藏量、年允采量、市场供应量等是否增加,是否能保持其原有的遗传特征、化学特征和药效特征等进行评价和反馈。

三、地枫皮的保育研究进展

地枫皮(*Ilicium difengpi* B. N. Chang et al.)俗名追地枫、钻地枫、矮顶香、枫榔等,为木兰科八角属药用植物,春、秋二季剥取其树皮,晒干或低温干燥后即为中药材地枫皮,其具有祛风除湿,行气止痛等功效,主治风湿痹痛,劳伤腰痛。地枫皮中含有苯丙素类、木脂素类、萜类、黄酮类、酚类及挥发油等成分,并具有抗炎、镇痛、抗氧化、抗病毒等广泛的药理活性,极具药用价值。

地枫皮为广西岩溶山区特有珍稀濒危药用植物,1992 年被列为国家Ⅱ级重点保护珍稀濒危植物。在广西的西南部、中部和西北部的岩溶地区均有自然分布,其中以桂西南的龙州县和靖西市分布最多,主要生长在石灰岩山顶。因其分布区狭窄,生长环境石多土少,在野外自然条件下繁殖能力极弱,野生资源蕴藏量少,加上多年来产区群众过度采收,且药用部位茎、皮的采收为损伤性采收,对资源的破坏严重,导致地枫皮野生种群数量越来越少,很多地段濒临灭绝或已绝迹。因此,加强地枫皮的保育研究,了解地枫皮资源现状及掌握地枫皮生长发育规律,对保护地枫皮野生资源、推动其迁地保育和回归保育及实现地枫皮资源的可持续利用具有重要意义。

(一) 资源现状

唐辉等[1]采用实地调查和走访调查相结合的方法,于 2011 年对广西境内的地枫皮野生种质资源进行详细调查认为,地枫皮主要分布在 106°1′39.6″E～108°46′20.6″E,22°18′15.4″N～25°2′33″N,海拔 450～1 200 m。而从中国数字植物标本馆数据库

---

[1] 唐辉,史艳财,孔德鑫,等. 岩溶特有植物地枫皮的种质资源调查及地理分布[J]. 广东农业科学,2011,38(12):113－117.

(https：//www. cvh. ac. cn/spms/statistic. php? taxonName＝％E5％9C％E6％9E％AB％E7％9A％AE)查询,地枫皮除在广西主要分布外,在我国云南文山和广东梅州等地也有零星分布。通过对安国、亳州、玉林 3 大药材市场走访调研得知,地枫皮主要来源于广西。2014—2017 年广西玉林药市统货批发价 15 元/kg,2018年 4 月份开始有小幅度上涨,目前,广西玉林药市统货批发价稳定在 17 元/kg。随着中药材地枫皮药用价值的不断增长,野生资源逐步枯竭,基于保护生物学的地枫皮保育学研究势在必行。

（二）迁地保育

1. 引种驯化

（1）引种栽培概况。中药材地枫皮主要来源于野生资源的采挖,但其野生资源数量有限,且自然状态下可再生能力差。人工引种栽培是解决地枫皮野生资源匮乏的有效途径,目前对地枫皮的引种栽培技术研究已取得初步成果。为保护野生资源及满足市场需求,中国科学院广西植物研究所梁惠凌等[1]于 2010—2013 年首次开展了地枫皮种质资源全面调查,收集地枫皮类型 11 个,筛选出优良类型 2 个,建立种质圃 1 667 m²、良种繁育示范基地 3 467 m²、良种苗木生产基地 2 000 m²,培育出优质种苗 4.5 万株,成功进行了地枫皮野生变人工栽培。随着地枫皮大面积人工栽培的发展,田间病虫害的发生随之加重。梁惠凌等[2]对忻城县、靖西市、马山县、龙州县、天峨县、平果县等野外自然分布的 15 个居群和广西植物研究所地枫皮人工种植基地的病虫害调查发现,地枫皮人工种植基地发生的病虫害种类较野生状态下严重,病害主要为茎腐病和炭疽病,虫害主要为鳞翅目和同翅目害虫,并根据病虫害发生规律进行了有效防治研究。目前地枫皮在广西境内的人工引种栽培技术已日渐成熟,梁惠凌等[3]在多年开展地枫皮引种驯化、良种选育、光合生理生态特性、栽培技术及质量控制等研究的基础上编制了广西地方标准《地枫皮生产技术规程》,包括中药地枫皮的栽培品种、主要经济指标、产地条件、生产技术、病虫害防治、采收加工、药材质量、包装贮藏、档案记录和管理等内容,为广西境内中药地枫皮的规范化生产提供了理论技术指导。

（2）引种材料。确定中药地枫皮基原品种是其引种的首要关注点。利用 ITS2

［1］ 梁惠凌,王满莲,孔德鑫,等.广西岩溶特色药材——地枫皮种质资源评价及可持续利用关键技术研究[Z].国家科技成果,2013.

［2］ 梁惠凌,唐辉,孔德鑫,等.广西地枫皮病虫害种类调查研究初报[J].广东农业科学,2013,40(18)：60－62.

［3］ 梁惠凌,王满莲,唐辉,等.地枫皮生产技术规程.DB45/T1419—2016[S].广西壮族自治区质量技术监督局,2016.

序列作为标准的 DNA 条形码技术能够有效鉴定地枫皮及其伪品假地枫皮,为中药地枫皮基原品种的分子鉴定提供了参考依据。选择优良的野生原种种质资源作为引种材料是保证地枫皮生长状况和药效的前提。为筛选出高活性成分的种质,唐辉等[1]利用红外光谱结合主成分分析模型和簇类独立软模式法对广西境内 7 个不同产地野生地枫皮药材进行检测,广西靖西市安德乡、广西靖西市化洞乡及广西百色平果县产地样本中地枫皮素、厚朴醇及芳香类化合物的含量比其他产地高,不同产地样品中芳香类物质差异主要体现在槲皮素含量的不同。

(3)生态适应性。药用植物引种驯化不仅需要优良的种质资源,还需注意生态环境在驯化过程中的重要作用。地枫皮野生原种多分布于裸露的石灰岩山顶,长期生长在水分不足、光照强烈、土层浅、伴生物种少的石窝或石缝环境中。植物叶片形态特征的变化情况往往直观地反映其对环境变化的适应性。地枫皮叶的解剖结构显示出其具有旱生植物的特点,随着海拔增加及光照强度增大,主要表现在上表皮细胞变小及角质层增厚、栅栏组织较紧密、下表皮气孔器密度增大,从而适应干旱、光照强烈、土层浅的石灰岩裸露山顶的恶劣环境[2]。此外,地枫皮根中导管丰富,纵向输导系统发达,木射线和韧皮射线均明显,说明地枫皮根系在结构上具备旱生植物的特点[3]。水分是植物生长必不可少的生态因子,地枫皮对水分胁迫的生理生态适应性研究表明[4],水分胁迫初期地枫皮通过关闭叶片气孔来减少水分的散失,随着水分胁迫时间的延长,非气孔限制成为限制叶片光合的主要限制因素,但其可通过调节自身生理机制降低水分胁迫的影响,使其在复水后能很快恢复正常的生理机能,这对地枫皮在干旱地区的引种栽培具有理论指导意义。光是影响植物生存、生长及更新的最重要环境因子之一。王满莲等[5]研究表明,林下地枫皮的叶长、叶宽、干物质重、叶面积和比叶面积等叶片形态参数均极显著大于全光,全光下地枫皮叶片狭小降低了受光面积,有利于避免过高光强对叶光合器官的损伤;地枫皮光合能力和光饱和点较低,是对干旱环境的适应性反应。

[1] 唐辉,孔德鑫,梁惠凌,等.不同产地枫皮的红外光谱和化学计量学快速评价[J].北京林业大学学报,2012,34(3):137 - 141.

[2] 叶晓霞,赵仕花,方振名,等.不同分布区地枫皮叶解剖结构及其生态适应性[J].贵州农业科学,2018,46(12):33 - 37.

[3] 孔德鑫,李雁群,梁惠凌,等.地枫皮营养器官解剖结构特征及其叶片结构的生态适应性[J].基因组学与应用生物学,2012,31(3):282 - 288.

[4] 唐辉,王满莲,韦记青,等.林下与全光下地枫皮叶片形态和光合特性的比较[J].植物生理学通讯,2010,46(9):949 - 952.

[5] 王满莲,唐辉,韩愈,等.水分胁迫与复水对地枫皮生理生态特性的影响[J].广西植物,2017,37(6):716 - 722.

2. 种苗繁育　地枫皮的种苗繁育方式通常包括种子繁育、扦插繁育和组织培养繁育3种方式。

（1）种子繁殖。种子繁殖是地枫皮最原始的繁殖方式。既要保证在贮藏过程中使地枫皮种子保持较高的萌发能力，又要掌握一定的种子萌发特性及育苗技术。育苗基质是影响植物幼苗生长的重要环境因子之一。地枫皮种子在含水量为40%～90%的土壤内均能萌发，其中在60%和70%的相对土壤含水量下萌发率最高，且在70%相对土壤含水量下的长势最好，地上和地下部分积累的生物量最多，低于和高于该水分范围，其生长均受到显著影响。王满莲等[1]比较了不同土壤栽培地枫皮幼苗的生长和生物量分配差异，认为石灰土栽培地枫皮幼苗能获得最好的生长和较高的成活率，火烧土栽培地枫皮幼苗的成活率最高，且石灰土成本较高，生产上建议采用灰分高的火烧土培育地枫皮幼苗。地枫皮种子繁殖虽然一次播种可获得大量苗木，抗逆性强，易驯化，但存在品种退化和变异现象。因此，在采集种子时要确保亲本植株上的种子在成熟度、品种、树龄及生长状况等方面具有一致性，以保证采集到优良的种子。

（2）扦插繁育。扦插繁殖的新株能够完全保留母体植株所有的优良性状，因方法简单、周期短、是木本植物无性繁殖的重要手段。韦荣昌[2]发明了一种地枫皮的扦插繁殖方法，即选择健壮的2～3年生、茎粗0.5～1 cm且带腋芽的枝条，剪成插穗，将插穗的基部置于0.3%的高锰酸钾消毒液中浸泡30 min，再在含有100～300 mg/L的萘乙酸、50～200 mg/L的赤霉素、200～800 mg/L的吲哚丁酸、10～50 mg/L的AB—TI号生根粉、100～500 mg/L的矮壮素和50～100 mg/L的维生素C的生根诱导剂中浸泡2 h。以泥炭土∶珍珠岩∶蛭石∶细河沙为1∶1∶1∶1的体积比混合均匀作为育苗基质，多菌灵1000倍液对基质消毒后做成厚度15 cm的苗床，将插穗倾斜扦插于苗床基质中，深度为7～10 cm；每日早晚对苗床喷水，1周后喷洒3/4 MS营养液，培养至生根、出苗。采用该方法可提高地枫皮的繁殖速度，为地枫皮的种苗繁殖和规模化种植提供有力的保障。

（3）组织培养。繁殖植物离体的组织器官繁育得到组培苗，经过适当的炼苗过程即可移栽至野外进行正常的生长繁育。韦坤华等[3]发明了一种地枫皮的组织培养快速繁殖方法，该方法以地枫皮种子作为外植体，将其接种到MS培养基中，在温度为23～27℃、光照强度为1500 lx、光照时间为12～14 h每日的条件下培养30日，

[1] 王满莲,孔德鑫,邹蓉,等.不同土壤环境对地枫皮幼苗生长和生物量分配的影响[J].作物杂志,2013(3):67-71.

[2] 韦荣昌.一种地枫皮的扦插繁殖方法:104472199A[P].2015.

[3] 韦坤华,李林轩,吕惠珍,等.一种地枫皮的组织培养快速繁殖方法:103734014A[P].2014.

种子发芽后获得无菌试管苗;将无菌试管苗置于 MS 繁殖培养基中,在 23～27℃、光照强度 1 500 lx、光照时间为每日 8～10 h 的条件下培养 30 日得到试管苗丛生芽;再将试管苗丛生芽置于 MS 壮苗培养基中,在培养温度 23～27℃、光照强度 1 500 lx、光照时间为每日 12～14 h 的条件下培养 20 日,得健壮植株;然后将健壮植株置于 MS 生根培养基中,在培养温度 23～27℃、光照强度 1 500 lx、光照时间为每日 12～14 h 的条件下培养 35 日得到带根的完整植株;最后在室温为 25℃的室内打开瓶盖,在瓶中加入少量自来水,炼苗 2～4 日,洗净根部培养基,立即移栽到沙床中,在沙床中生长 1 个月后即可移栽大田。通过该方法获得的组培苗生根率在 85%以上,移栽苗床成活率在 90%以上,生产成本低,可工厂化生产地枫皮种苗,有效解决了地枫皮的规模化育苗问题。林小泉等[1]研究表明,健壮的地枫皮茎段、顶芽作为外植体进行再生植株培养,初代诱导较好的培养基为 MS+1.5 mg/L 6 - BA+0.1 mg/L NAA,继代增殖培养基为 MS+2.0 mg/L 6 - BA+1.0 mg/L KT+0.3 mg/L NAA 较有利于丛生芽,诱导培养基为 1/2 MS+1.0 mg/L IAA 较适宜地枫皮无菌芽的生根,在适宜的基质上移栽,地枫皮种苗成活率为 70%。地枫皮离体组织培养技术的突破有效保护了地枫皮这一珍稀濒危药用植物种质资源,保证了地枫皮的可持续利用。

3. 种质资源保存   目前,地枫皮种质资源保存主要有活体植株保存、种子保存及离体组织器官保存 3 种方式。活体保存主要以种质圃栽培保存为主,此方面,中国科学院广西植物研究所梁惠凌等[2]已于 2013 年建立 1 667.5 m² 的地枫皮种质圃对这一濒危药用物种进行活体保存。地枫皮种子一般在低温(5℃)、干燥、避光的环境下进行短期保存,目前尚未见到地枫皮种子长期保存的相关报道。随着地枫皮植物组织培养技术的日渐成熟,张乐等[3]在前人研究的基础上,以地枫皮试管苗在继代培养基上培养 30 日获得的丛生芽为试验材料,采用正交试验研究了无机盐、生长调节素、渗透压等对地枫皮离体保存的影响,最终确定地枫皮常温离体保存的最佳保存培养基为 1/2 MS+蔗糖 50 g/L+琼脂 4.0 g/L+甘露醇 5.0 g/L+矮壮素(CCC)1.0 mg/L,培养条件为光照时间 12～14 h 每日,培养温度(25±2)℃,光照强度 2 000 lx,此条件下保存 300 日,存活率在 50%以上,保存材料生长恢复情况良好,该研究为后续研究长时间保存地枫皮试管苗提供了技术参考。

[1] 李小泉,韦坤华,王艳,等.地枫皮组织培养获得再生植株的研究[J].江苏农业科学,2015,43(9):87 - 89.

[2] 梁惠凌,唐辉,孔德鑫,等.广西地枫皮病虫害种类调查研究初报[J].广东农业科学,2013,40(18):60 - 62.

[3] 张乐,李林轩,韦坤华,等.珍稀濒危药用植物地枫皮离体保存研究[J].北方园艺,2015(18):168 - 171.

（三）回归保育

回归保育也称再引入，是将人工繁殖体重新放回适合其生存的野生环境中，重建较为完善的生态系统，提高生态系统生物多样性及群落稳定性，建立可自我维持的种群，是基于迁地保护的种质保存和种苗繁育技术的一种新兴的珍稀濒危植物保育方式，是联系迁地保护与就地保护的重要桥梁，也是迁地保护珍稀濒危植物的最终归宿。地枫皮的回归保育需根据其生长发育规律、野生原种适生环境及濒危原因综合考虑回归保育的类型、种苗质量和最佳回归时机、回归适宜区域的选择及回归野外后的管理和监控等方面，以制定适宜的回归保育方案。

1. 回归保育的类型　国际植物园联盟（BGCI）根据自然生境是否分布有要回归的植物而把回归分成增强回归、重建回归和引种回归 3 类。增强回归是在原有种群的基础上，通过回归增加物种数量；重建回归即在原有分布但已经消失的生境中，通过回归进行种群的释放与管理，扩大物种的分布范围；引种回归是把物种回归到合适的生境中，而不清楚该生境原来是否有回归物种的分布。目前，地枫皮野生原种主要分布在广西的西南部、中部和西北部的岩溶地区，在云南、广东也只是零星分布，地理分布十分狭窄。因此为了扩大地枫皮的分布范围，增加地枫皮自然驯化的地理分布多样性，建议从重建回归和引种回归这两种保育类型着手，考虑到地枫皮资源现状及保育回归的资金投入，对于主要分布区的地枫皮种质资源只需要限制乱采乱挖现象，保证现有资源正常更新和繁殖即可，至于增强回归则意义不大。

2. 回归适宜区域的选择　回归适宜区域的选择必须根据其生长发育规律、野生原种适生环境及濒危原因综合考虑。地枫皮长期的自然驯化使其适应了干旱、光照强度、土层浅的石灰岩裸露山顶的环境，在我国这种特殊的喀斯特山区地域辽阔。但人类的频繁采挖超出了地枫皮的自然繁殖更新能力是导致地枫皮濒危的主要原因，因此回归区域必须选在致濒因素已经解除或大部分解除的地方。广西、云南及广东为地枫皮野生原种的历史分布区，因此可以选择广西、云南及广东等地光照充分的岩溶山地作为地枫皮的回归保育区域。为了便于地枫皮回归保育的实施及后期的管理和监控，最好选在国家或各地方自然保护区、国有林场等区域内。选择岩溶生态环境脆弱区植被破坏严重，岩石裸露较多的区域种植。

3. 回归保育实践

（1）种苗繁育。药用植物跟一般非药用植物不同，在回归保育的同时要尽量保留其野生原种的生物学特性及其药效遗传特性。虽然通过种子繁殖、扦插繁殖和组织培养繁殖等方式均可以获得实生苗，但由于地枫皮野外生长环境通常为干旱、光照强烈、土层浅的石灰岩山顶恶劣环境，除种苗用量大外还需有较强的生命力，且能较好地保持其遗传多样性。但种子繁殖数量有限,且繁殖多代后会发生种性退化和种质变异现象,不能完全保证地枫皮野生原种的生物学特性及其药效特性,因此建议通过扦插和组织培养等无性繁殖方式来获得地枫皮回归种苗。种源须为野生原种,苗龄以2年生为宜,苗木须健壮无病虫害,以保证正常生长和避免对回归生境的危害。实行迁地保护的年限不能太长,若在人工条件下已经繁殖了多代,难免不易驯化反而失去了一定的繁殖和自卫能力,从而难以适应野外恶劣的环境而无法生存。

(2)移栽回归。2月上旬,先将适宜种植的有少量土壤或无土壤的岩石窝或岩石缝进行适当的整理,并进行适量填土;2月中旬至3月上旬选择阴天或小雨天,将生长健壮、根系发达的两年生地枫皮幼苗,用锋利的小刀先将幼苗底部营养袋整片割除,保留营养袋其余部分及土球,然后一起放置于岩石窝或岩石缝中,再进行土壤覆盖;覆土以盖住营养袋为宜,用小石块压住覆土,尽量在植株周围形成一个圆盘;最后,缓慢淋足定根水。

(3)后期管护与监测。定植后15~20日,如无自然降雨,则人工浇水1次,若发现有死苗须及时补植;8—10月高温干旱季节如连续半月高温、强光、无自然降雨,也需人工浇水,且应在下午4点后进行;11月前保留植株周围杂草灌木,以利遮阴保湿;11月上旬开始清除植株周围生长过高、过旺杂草灌木,并株施含N、P、K各15%的复合肥30~40 g。待植株健壮生长后每隔半年或一年须去实地查看,及时清除缠绕在植株上的枝蔓及其他威胁地枫皮生长的不利因素。

(四)展望

地枫皮的种质保存、引种栽培、种苗繁育及逆境生理方面已经取得了一定的成果,但由于地枫皮有效活性成分尚未明确,给进一步开展迁地保育及回归保育后地枫皮药效稳定性的评价研究造成了困难。药用植物资源是药效的载体,药效是药用植物资源的价值所在,资源与药效的双保护是药用植物保育学研究的最终归宿。因此,建议开展地枫皮的保育学研究应在以下几个方面着手:加快对地枫皮的活性成分及药理药效的研究,明确决定地枫皮药理药效的活性成分;在明确其药效活性成分后,充分利用功能基因组学、蛋白质组学、代谢组学和系统生物学的方法研究生态环境因子对地枫片药效活性成分合成积累的调控规律;对地枫皮迁地保育及回归保育的效果进行化学评价、药效评价、资源量评价及遗传评价,建立行之有效的地枫皮回归保育评价体系。药用植物需要在特定的环境下才能合成或积累具有药用活性的成分,有些药用植物离开原生境其药效也会下降或消失,而通过回归保育可以使这类药用植物重返原生境或相似生境。随着药用植物保育学学科的发展及药用植物保育实践的不断深入,药用植物源于自然,归于自然将是今后研究的方向。

第三章 广西壮瑶药的传承挖掘

近年来,国家出台了一系列支持民族医药发展的政策,如国务院《中医药发展战略规划纪要(2016—2030年)》将发展民族医药作为重点任务之一,《"十四五"中医药发展规划》也明确提出发展少数民族医药。广西壮族自治区党委、政府高度重视中医药民族医药的发展,明确提出促进中医药民族医药事业发展,实施壮瑶医药振兴计划。本章分别从广西民族药概况、广西壮药传承挖掘、广西瑶药传承挖掘、广西壮瑶药文化的传承挖掘四个方面进行概述,梳理广西民族药近些年发展经验,以期为广西民族药高质量发展及健康广西建设提供参考。

第一节 广西民族药概况

广西壮族自治区党委、自治区人民政府高度重视中医药民族医药发展工作,把中医药民族医药工作摆在更加突出的位置,纳入产业振兴重要领域和新兴产业重点发展方向,2023年广西进一步发布实施了《广西中医药壮瑶医药振兴发展重大工程实施方案》,中医药民族医药发展的政策体系更加完善。近年来,全区中医药民族医药发展取得了显著成绩,服务体系逐步建立并不断完善,服务可及性不断提高,组织认定了第一批民族药,民族医药图书出版成果喜人,反映出广西民族医药科研和基础研究更加深入。

一、广西民族药政策支持情况

根据2009年国务院出台的《关于进一步促进广西经济社会发展的若干意见》精神,广西壮族自治区政府2011年发布了《广西壮族自治区壮瑶医药振兴计划(2011—2020年)》、2017年发布了《广西全民健康素养促进行动计划(2017—2020年)》、2022年发布了《广西中医药壮瑶医药发展"十四五"规划》《广西中医药壮瑶医药振兴发展三年攻坚行动实施方案(2021—2023年)》《关于加快中医药壮瑶医药特色发展的若干政策措施》等文件,将中医药壮瑶医药的发展提升到战略高度,中医药壮瑶医药在传承与发展方面取得了很多积极成效。

2023年7月,为深入贯彻落实《国务院办公厅关于印发中医药振兴发展重大工程实施方案的通知》(国办发〔2023〕3号),优质高效实施《广西中医药壮瑶医药发展

"十四五"规划》,进一步加大对中医药壮瑶医药发展的支持和促进力度,促进广西中医药壮瑶医药传承创新发展,广西印发了《广西中医药壮瑶医药振兴发展重大工程实施方案》(简称《实施方案》),分为建设目标、重大工程和保障措施三部分。

在建设目标方面,规划到 2025 年,加快优质高效中医药壮瑶医药服务体系建设,实现县办中医医疗机构全覆盖。形成并推广 10 个中西医结合诊疗方案,中西医结合服务能力显著增强。评选 10 名桂派中医大师、60 名广西名中医,高素质专业人才队伍持续壮大。加快推进 2 个国家中医药传承创新中心项目建设,争创一批国家中医药局重点实验室,科技创新能力明显提升。全区中药材产业种植规模稳定在 600 万亩左右,中药材种植及初加工产值达到 500 亿元以上,中医药壮瑶医药产业优势逐渐形成,产业高质量发展水平显著提升。坚持中医药三产融合发展,助力乡村振兴。大力弘扬中医药壮瑶医药文化,中医药壮瑶医药影响力进一步提升。中医药壮瑶医药成为全面推进健康广西建设的重要支撑,中医药民族医药强区建设取得明显成效。

《实施方案》提出聚焦 5 大方面 20 个建设任务,每个任务提出具体举措、列出责任单位,确保建设目标落地落细落实[1]。

一是中医药壮瑶医药健康服务高质量发展工程。建设优质高效中医药壮瑶医药服务体系,基本实现设区市三级中医医院全覆盖。做强中医壮瑶医特色优势专科,力争每个县级中医医院建成 2 个中医特色优势专科和 1 个县域中医药适宜技术推广中心。强化中医壮瑶医治未病能力,遴选建设一批自治区级、市级、县级中医治未病示范中心(科室)。提升中医药壮瑶医药老年健康服务,支持建设一批广西中医药特色医养结合示范基地。建设中医药数字便民和综合统计体系,推动中医医疗机构之间检验检查结果互认。统筹加大政策支持力度,将符合条件的中医壮瑶医非药物疗法和中药制剂按规定纳入医保支付范围。

二是中西医协同推进工程。创新建设中西医结合医疗模式,推进广西中医药大学附属瑞康医院中西医协同"旗舰"医院建设。重大疑难疾病中西医临床协同,遴选建设一批重大疑难疾病中西医临床协同试点项目,促进中西医医疗技术优势互补。

三是中医药壮瑶医药传承创新和现代化工程。中医药壮瑶医药科技创新平台建设,加快推进广西药用植物园及广西中医药大学第一附属医院的国家中医药传承创新中心项目建设,提升广西药品检验机构在传统药物国际标准领域的影响力。推

[1] 广西壮族自治区中医药管理局.《广西中医药壮瑶医药振兴发展重大工程实施方案》政策解读[EB/OL].(2023 - 07 - 11)[2023 - 09 - 15]. http://zyyj.gxzf.gov.cn/XXGK/GKNR/GKWJ/ZCJD/t16772535.shtml.

进中医药壮瑶医药关键技术装备研究与产品开发,重点支持智能康复辅助器具、科学健身、中医药养生保健等新型健康产品研发生产。做大做强广西中医药壮瑶医药科研院所,推动全区中药质量标准平台和院内制剂孵化中心建设。

四是中医药壮瑶医药特色人才培养工程。加强高层次人才培养,实施广西名中医培养工程和广西岐黄人才培养工程,开展名中医八桂行活动,建立名中医表彰激励长效机制。加强基础人才培养,实施广西中医药薪火人才培养工程,启动实施壮医医师资格考试标准化建设,开展壮医专业中级职称评审工作。推动人才平台建设,推进新一轮省局共建广西中医药大学。

五是中药壮瑶药质量提升及产业促进工程。提升中药材种业质量,推进第四次全国中药资源普查数据收集整理、信息挖掘和成果应用。推动中药材规范化种植,发布广西道地药材目录和广西药用野生植物保护名录,建设和提升一批中药材基地示范县、道地中药材示范基地和定制药园,建设道地、稀缺、濒危中药材野生抚育、人工繁育基地。促进中药炮制技术传承创新,遴选支持一批广西中药炮制技术传承基地,挖掘与传承中药炮制理论和技术。推动医疗机构中药壮瑶药制剂创新发展和产业化,推动设区市区域中药壮瑶药制剂中心建设,发布广西地方特色食品使用的中药材目录。建设中药材交易平台,组建中医药壮瑶医药产业发展联盟,常态化举办广西中医药产业交流大会。加强中医药壮瑶医药的国际合作建设,推动中医药融入防城港国际医学开放试验区等建设,持续加强中国—东盟传统医药交流合作中心(广西)和中国(广西)—东盟传统药物研发中心建设。

《实施方案》坚持问题导向,聚焦广西中医药壮瑶医药发展面临的健康服务、中西医结合、人才支撑、产业发展、开放合作等方面的问题进行发力,提出具体推进方案,逐步疏通关键环节上存在的堵点。梳理已有文件的配套政策性文件,与广西已出台的《关于促进中医药壮瑶医药传承创新发展的实施意见》《广西中医药壮瑶医药发展"十四五"规划》《广西中医药壮瑶医药振兴发展三年攻坚行动实施方案(2021—2023年)》《关于加快中医药壮瑶医药特色发展的若干政策措施》等文件,构成相对完整的中医药民族医药发展政策体系。

二、广西民族药资源情况

广西是多民族聚居的自治区,世居民族有壮族、汉族、瑶族、苗族、侗族、仫佬族、毛南族、回族、京族、彝族、水族、仡佬族等 12 个民族,拥有丰富多样的少数民族文化。

作为多民族聚居地区,广西各民族在长期与疾病作斗争的过程中,利用本地民间草药防治疾病,积累了丰富的用药经验,形成了各民族的特色,经过较长时间的经验积累和发展阶段,一些主要少数民族医药已逐步形成了一套较为系统的、具有民族及区域特色的理论体系,是祖国医药学的重要组成部分。

目前记载的壮药资源2384种,其中著名的壮药有田七、肉桂、八角、广豆根、山银花、莪术、青天葵、何首乌、鸡骨草、石斛、千年健等。

瑶医按照药物的性能特点,将其分为"风药""打药"或"风打相兼药"。目前记载的瑶药资源1336种,其中最有代表性和民族特色的是"五虎""九牛""十八钻""七十二风"共104种经典瑶药。

广西记载的其他主要少数民族药还有侗药478种、仫佬药262种、苗药312种、毛南药115种、京药30种、彝药22种。民族药资源占资源总数50%以上[1]。

三、广西民族药的主要成就

(一) 218个药品被认定为广西第一批民族药

2022年7月14日,广西壮族自治区中医药局印发了《广西民族药认定程序(试行)》《广西民族药认定标准(试行)》两份文件[2],明确通过组织开展广西民族药认定,遴选出一批具有壮瑶医特色,安全、有效、经济、适用的民族药,推动广西优势重点药品进入国家医保目录和国家基本药物目录。

文件明确入选品种必须同时具备以下三个条件:具有民族药的"三性"(民族性、传统性和地域性),即该处方来源应为广西壮瑶等民族的民间验方或秘方,在民族地区应有传统的使用习惯;制剂处方有一定比例的广西产的壮瑶药材,并且此种药材已经载入《广西壮族自治区壮药质量标准》《广西壮族自治区瑶药材质量标准》或已经获得自治区药品监督管理部门批准的壮瑶药材质量标准立项研究;功能主治符合壮瑶医药理论。

同时,有以下情形之一的品种应排除认定:处方来源于中医经典名方;处方无壮瑶等民族医药特色;处方主要原料药为化学单体化合物;非广西企业原研的药品。

8月17日,广西中医药局发布《关于公布广西民族药名单(第一批)的通知》,对46家企业申报的346个药品进行认定,经过评审、公示、复核等程序,最终认定218个药品为第一批广西民族药[3]。民族药认定工作将对广西民族医药产业高质量发

[1] 广西生物多样性保护战略与行动计划编制工作领导小组. 广西生物多样性保护战略研究(上册)[M]. 北京:中国环境出版社,2016:384 - 386.

[2] 自治区中医药管理局. 自治区中医药局关于印发《广西民族药认定程序(试行)》《广西民族药认定标准(试行)》的通知[EB/OL]. (2022 - 07 - 14)[2023 - 09 - 08]. http://zyyj. gxzf. gov. cn/xwdt/gxgg/t12796816. shtml.

[3] 广西壮族自治区中医药管理局. 自治区中医药局关于公布广西民族药名单(第一批)的通知[EB/OL]. (2022 - 08 - 17)[2023 - 09 - 08]. http://zyyj. gxzf. gov. cn/xwdt/gxgg/t12965348. shtml.

展起到引领示范作用。

（二）广西民族医药图书出版成果喜人

自第一部壮医药图书《陶针疗法》于 1959 年出版以来，广西民族医药图书出版规模不断扩大。其中，壮医药、瑶医药、苗医药、京医药、毛南医药等特色民族医药事业在党和国家政策的支持下取得了丰硕的成果，一批批民族医药名医不断涌现，一系列出版物接连问世，尤其是壮、瑶、苗等民族的医药出版成果喜人[1]。民族医药图书的特点有以下几个方面。

一是图书内容主要集中在基础理论研究、标准规范、图谱图鉴、诊疗技术、临床研究、高校教材、验方整理、现代研究等方面，保健养生和科学普及方面的选题较少，尤其是在民族医药的古籍整理、民族医药产业发展等方面的选题凤毛麟角，甚至存在空白。

二是作者单位多集中在广西中医药大学、广西中医药研究院、广西民族医药研究院、广西国际壮医医院等。

三是图书的选题方向以壮医药、瑶医药、苗医药为主，以京医药、毛南医药、仫佬医药为选题方向的民族医药图书较少，其他少数民族医药类图书更少甚至没有。

四是广西民族医药图书的出版工作主要集中在广西科学技术出版社、广西民族出版社、中国中医药出版社、人民卫生出版社、贵州科技出版社、中医古籍出版社（以苗医药图书为主）等出版社。如广西科学技术出版社出版了一系列壮族、瑶族、毛南族、京族等民族医药和传统医药类图书，打造"中国壮医药文库""中国瑶医药文库""广西少数民族医药文库""中国壮瑶药现代研究丛书"等子品牌和系列图书，民族医药出版品牌已经形成。贵州科技出版社出版了《中国苗族医学》《中国苗医绝技秘法》《苗族医学》《苗医传奇》《中国苗族药物彩色图集》《侗族常用药物图鉴》《苗药方剂学》等多种民族医药类优质图书，苗医药图书基本在贵州科技出版社出版。

五是在民族医药资源普查工作成果方面，2023 年 7 月 21 日，首届广西中医药产业交流大会上《广西道地药材目录》《中国中药资源大典——广西卷》正式发布。《广西道地药材目录》是由广西壮族自治区中医药管理局、农业农业厅、林业局、药监局 4 个部门联合组织编制，通过开展本草考证、文献整理及生产调研工作、专家论证等严格遴选，最终形成了第一批 64 种《广西道地药材目录》和第一批 47 种《广西壮瑶等少数民族药材目录》；依据广西壮、瑶民族特色中医药资源，广西药用植物园还主编

---

[1]　罗煜涛.广西民族医药图书出版现状与发展建议[J].出版广角，2022（8）：89 - 92. DOI：10. 16491/j. cnki. cn45-1216/g2. 2022. 08. 017.

出版了《广西民族药志》共三册[1],见图 3-1。广西中药民族药资源普查系列成果切实反映出广西中药民族药资源整体情况,为广西中医药民族医药发展提供重要的基础资料和依据。

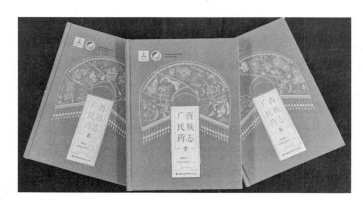

图 3-1 《广西民族药志》全三册

整体而言,广西少数民族医药图书以壮、瑶、苗等民族医药为主,出版内容比较丰富,选题方向也比较多,基本囊括了医药各方面的内容,但是也存在空白点,如缺乏民族医药的古籍整理、民族医药产业发展与研究等方面的出版成果。

第二节 广西壮药传承挖掘

壮医药是壮族文化的重要组成部分,为壮族人民的繁衍生息提供了重要的保障。壮药是壮医药的精华之一,是在壮医药理论和经验指导下应用于疾病防治和卫生保健的药用物质及其制剂,具有鲜明的民族性、传统性、地域性特点。壮药伴随着壮族人民的生产、生活的需要应时而生,是壮族人民在长期与疾病作斗争的实践过程中积累下来的丰富经验和知识,具有悠久的历史。

一、历史沿革

商周时期的《逸周书·王会解》记载"正南瓯邓、桂国、损子、产里、百濮、九菌,请令以珠玑、玳瑁、象齿、文犀、翠羽、菌鹤、短狗为献"。这里提到的"瓯"即瓯骆;所谓"桂国",即广西土著民族。此时已有壮族先民向商王朝进贡壮族地区的珍贵药材的

---

[1] 谭舒丹,张竞荣.第四次全国中药资源普查广西普查工作成果丰硕[EB/OL].(2023-07-25)[2023-09-15]. http://www.catmecc.org.cn/cgzs/kjcg/8a86d40c8993c9c2018996a671e9001a.shtml.

记载[1]。

晋代稽含所著的《南方草木状》是我国现存最早的植物学专著,其中记载"吉利草其茎如金钗股,形类石斛,根类芍药,交广俚俗多畜蛊毒,惟此草解之,极验。吴黄武中,江夏李俣以罪涉合浦,始入境,遇毒,其奴吉利者,偶得是草,与俣服,遂解"。清代谢遍昆所著的《广西通志》中尚有吉利草产于壮族聚居的上林县的记载。

唐显庆二年(657年)由苏敬等22人编撰的《新修本草》共收载药物850种,也收载了部分岭南地区的药物。如钓樟根皮"钓樟,生柳州山谷……八月、九月采根皮日干之"。柳州属壮族地区,当时人们已知该药能止血,治金创。"茯苓……今出郁州,彼土人乃故斫松作之"说明壮族先民早已会种植茯苓。"菌桂,味辛,温,无毒。主百疾,养精神,和颜色,为诸药先聘通使。生交趾、桂林山谷岩崖间……立秋采""牡桂……一名肉桂,一名桂枝,一名桂心,出融州、柳州、交州甚良",从《山海经》开始,历代本草书均有桂的记载,均言以岭南地区的广西处出产者为佳。

《新修本草》介绍了壮族先民采集、加工、使用桂的经验。此外,还收载了许多产自岭南地区的药物,如黄芩、瓜芦木、青石、赤石、黄石、白石、黑石脂、钩吻、白花藤、蛇黄、郁金、蓝实、柏实、蒟酱、莎草根、苏方木、槟榔、白兔藿、犀角、狼跋子等。

明代李时珍的《本草纲目》中详细记述田七"生广西南丹诸州番深山中""此药近时始出,南人军中用为金疮要药,云有奇功"。明代林富修、黄佐编纂的《广西通志》,记载了百余味广西盛产的药物。同期的《临桂县志》等地方县志也记载了地产和使用的药物情况。

民国时期编修的广西地方志和有关文献,收载了以前未记载或较少记载的广西特产、多产药物。如桑螵蛸、虎骨、斑茅、老虎耳、血见飞、怀香、大罗伞、小罗伞、松筋藤、土人参、土归身、土牛膝、土白术、土黄连、龙须菜、绵姜、单藤、胶桂、吊兰、独脚莲、芙蓉花、走马胎、壮阳根、刀枪草、八卦草、蓝姜、石兰草、登高子、贴地凉、牛尾木、五爪龙、三爪龙等。

中华人民共和国成立后的20世纪50~60年代,广西壮族自治区就开展了中草药(含民族药)资源调查,广西卫生小组通过调查整理,编著《广西民间常用中草药手册》(第1册)(内部资料),收载民间常用中草药及民族药200种;1970年,广西卫生管理服务站编写出版的《广西中草药》(第2册)收载民族药200种;1974年,广西壮族自治区卫生局组织编写出版的《广西本草选编》(上下册),收载广西常用的中草药、民族药1 000种及经临床验证疗效较好的处方544首;1985年,方鼎等编写出版了《壮族民间用药选编》上册;1994年,陈秀香等出版《广西壮药新资源》;2001年,黄

[1] 温海成,韦威.壮药学基础[M].南宁:广西科学技术出版社,2019.

汉儒主编出版的《中国壮医学》收载壮药 285 种,验方 1 500 首;2003 年,朱华、蔡毅编著出版的《中国壮药原色图谱》收载临床实用壮药 200 余种;朱华、韦松基主编出版的《常用壮药生药学质量标准研究》汇集了 226 种疗效确凿、应用广泛的药物;朱华还主编出版了《中国壮药志》(第一卷);2005 年,梁启成、钟鸣主编出版的《中国壮药学》收载了常用重要壮药 500 种。近年来,《常用壮药临床手册》《常用壮药》《实用壮医药》《壮药药材学》等著作陆续出版。

二、壮药产业发展现状

20 世纪 50 年代以后,我国政府号召西医学习中医、中西医结合,在这个政策的指引下,壮医药也进行了壮医、中医结合的尝试。广西大部分中药知名品牌正骨水、云香精、三金片、花红片、中华跌打丸、鸡骨草丸、炎见宁等正是从民间验方开发形成的壮药,而这些产品大部分是在实施《药品管理法》即 1984 年之前开发的药品。"八五"期间,广西中药产业发展速度比全国平均水平高出一倍,工业总产值位居全国第 3 位,在很大程度上源于这些知名品种的成长。而《药品管理法》实施以后,民族药企业及民族新药的审批权收归国家主管部门,加上民族药审评中未能充分贯彻同行评议的原则,大大制约了民族药新药的研究开发。

2006 年以来,广西壮族自治区食品药品监督管理局给区内 51 家医院的 539 个医院制剂发放了批准文号[1]。这些制剂中,大部分是由制剂室和临床各科室合作,根据壮医的经验处方,经过多年的临床实践和验证,研究开发出的具有民族医药特色、疗效确切、用药安全、无毒副作用的制剂。具有代表性的有:骨伤科制剂"十一方跌打酒"(广西中医药大学附属瑞康医院)、"烫疗药散"(广西中医药大学附属瑞康医院)、"武打将军酒"(广西壮医医院);肝病制剂"疗肝 3 号胶囊"(广西中医药大学附属瑞康医院)、"黄花参肝舒茶"(广西壮医医院);妇科制剂"妇阴净洗剂"(广西中医药大学附属瑞康医院)、"阴洁肤净洗液"(广西壮族自治区民族医院),等等。广西特色中药民族药如田七、山芝麻、三姐妹、三叉苦、青天葵、龙脷叶、宽筋藤、黄花倒水连、黄根、土茯苓、大驳骨、大罗伞、小罗伞、古羊藤、草鞋根等大量运用于医院制剂的生产及临床医疗。

广西民族药制剂的开发研究始于 20 世纪 50 年代中期,玉林制药厂率先靠 2 个民族药制剂"正骨水"与"云香精"起家,随后研制有"消石片""鸡骨草胶囊""湿毒清胶囊"等;桂林三金药业集团生产的"三金片""玉叶解毒颗料"等;桂林天和药业公司

---

[1] 李丽莉,陆敏仪,谢培德. 广西壮族自治区壮药质量标准调研报告[J]. 中国药事,2015,29(12):1278-1285.

生产的"天和骨通贴膏";桂西制药厂生产的"妇血康冲剂"、柳州花红药业厂生产的"花红片"以及南宁万通制药公司生产的"万通炎康片"等品牌优势产品和列入国家中药保护品种,均来源于壮、瑶等民族民间验方研制而成,多年来畅销区内外,产生巨大的经济效益,使广西中药产业跨入全国制药企业百强行业,其中桂林三金药业已进入全国中成药工业企业利税前 10 名。

三、壮药现代研究进展

(一)壮瑶药平台建设有突破

广西壮瑶药协同创新中心、广西壮瑶药重点实验室是国内外唯一的壮瑶药重点专业研究机构。2013 年壮瑶药协同创新中心由广西壮族自治区教育厅批准成立,2014 年广西壮瑶药重点实验室由广西壮族自治区科技厅批准成立,2021 年获批为国家药监局中药材质量监测与评价重点实验室(联合单位),实现了广西国家级药品重点实验室"零"的突破,2022 年参与获批中药壮瑶药创新药物教育部工程研究中心[1]。研究平台由广西壮瑶药重点实验室、壮瑶药协同创新中心、广西民族药资源与应用工程研究中心、广西一流学科中药学(民族药学)、广西重点学科壮药学、广西中医药大学-中南大学壮瑶药研究联合实验室、广西壮瑶药质量标准研究特聘专家团队、广西自然科学基金中药新药基础研究创新研究团队、广西中药创新理论与药效研究"八桂学者"团队、民族医药基础理论研究海智工作站、"港澳台"英才入桂岗位工作团队、桂粤湘黔滇五省(区)壮瑶药协同创新专家联盟(筹)、国家中药资源普查(广西试点项目)基地、国家中医药局科研实验室(三级)中(壮)药化学与质量分析实验室(壮瑶药)、国家科技部高端外国专家引进计划(新冠病毒防控专项)专家团队、国家级实验教学中心(中药学)、国家级一流专业中药学建设点(壮瑶药)等 18 个省部级及以上项目团队组成。

(二)药物学和成分化学的研究为民族药制剂的研发奠定了基础

广西药学工作者对 200 余种壮族民间用药进行了资源调查、生药学鉴定、化学成分分析及药理药效学研究,发表学术论文千余篇。这些药材多为壮、瑶医常用药物,如高山龙、黑吹风、金线风、藤黄连、大叶藤、山乌龟(金不换)、金银袋、岩黄连、黄花参、五味藤、丢了棒、扶芳藤、两面针、扁桃叶、萝芙木、黄根、苦草、战骨、三姐妹、青天葵、蛤蚧等,为广西民族药制剂的研发奠定了坚实基础。

(三)壮药质量标准正式发布

广西壮族自治区食品药品监督管理局 2008 年出版《广西壮族自治区壮药质量

［1］ 朱华.壮瑶药协同创新研究现状与展望[J].壮瑶药研究,2022(1):12 - 15.

标准·第一卷》,2011 年出版《广西壮族自治区壮药质量标准·第二卷注释》。共遴选收载壮药材品种 375 种,其中植物药 338 种,矿物药 3 种,动物药 24 种,提取物 6 种,其他类药 4 种。《广西壮族自治区壮药质量标准》的正式出版,是壮药发展史上的里程碑,壮药的质量有了正式的省级法定质量标准[1]。

(四)壮医药基础理论框架已经形成

建立完整的民族医药理论体系是民族医药得以发展的基础。广西的医药工作者做了大量工作,通过搜集散见于现存文献中的壮医药资料、开展大规模的壮医药古籍普查、收集口碑传说中的壮医药内容等方式,经过几十年的努力,搜集到大量有关壮医药的资料,形成壮医药理论体系的雏形[2]。

黄汉儒主任医师等阐述了壮医药学的形成与发展及"阴阳为本、三气同步、三道两路、毒虚致百病、调气解毒补虚"等壮医药理论,填补了壮医药史上无基础理论的空白。壮医认为人体的大多数疾病,主要是由于正气虚而受痧、瘴、蛊、风、热、寒、湿等有形无形之毒的侵犯,致使天、地、人三气失调,不能同步运行,或人体三道(谷道、水道、气道)、两路(龙路、火路)阻塞,造成功能障碍。据此,壮医采用"调气解毒补虚"的治疗原则,以调理人体三气同步,畅通"三道两路"而达到祛病康复的目的。因此,壮药有解毒药(痧、瘴、蛊、风、热、寒、湿等毒,如大金花草、鹰爪花、五味藤、雷公根等)、调气机药(如九里香、黄皮等)、通谷道药(如马棘、山扁豆等)、通水道药(如小石苇、金砂藤等)、通气道药(如石仙桃、青天葵等)、通龙路药(如朱砂根、两面针等)、通火路药(如白花蛇、牛大力等)和补虚药(如黄花参、藤当归、盘龙参等)等之分[3]。

《壮药学》《中国壮药图鉴》《壮瑶药研究季刊》等壮瑶药理论著作以及《壮药药材学》《中药鉴定学》等国家规划教材均已出版,其中《壮药学》为第一部具有中文、壮文、英文等三种文字编写并附有壮药相关研究博士论文摘要的壮药理论著作,《中国壮药图鉴》被誉为壮药版的"本草纲目",是第一部记载 1 628 种壮药功效与主治的壮药图鉴,为实施壮瑶药振兴计划打下了理论基础[4]。

▌ 第三节　广西瑶药传承挖掘 ▌

广西是瑶族的主要聚居区,历史上瑶族从中原南下,并沿着河流在五岭迁徙,形

[1] 温海成,韦威. 壮药学基础[M]. 南宁:广西科学技术出版社,2019.

[2] 李丽莉,陆敏仪,谢培德. 广西壮族自治区壮药质量标准调研报告[J]. 中国药事,2015,29(12):1278-1285.

[3] 戴斌,丘翠嫦. 广西壮族医药发展的回顾、现状与思路[J]. 中国民族民间医药杂志,2007(1):1-6+62.

[4] 朱华. 壮瑶药协同创新研究进展[J]. 壮瑶药研究,2023(1):8-15.

成"南岭无山不有瑶"的分布格局。五岭,也称南岭,即湘桂粤赣闽五省间的越城岭、都庞岭、萌渚岭、骑田岭、大庾岭,南岭山脉是长江水系和珠江水系的分水岭。珠江水系广西西江流域是瑶族聚居区,其中金秀、恭城、大化、巴马、大化、富川,均为瑶族自治县。瑶族虽然支系繁多,但在长期民族融合中,形成了瑶族共同体意识,铸牢了中华民族共同体意识。经济圈与文化圈往往相交叠,这为整合瑶族的经济资源,实现瑶族地区乡村振兴奠定了民族基础。

瑶药的产生和发展,如同祖国医学的发展一样经历了长期的实践过程。瑶族人民自古以来以深山老林为居,与毒蛇猛兽为邻,还要遭受病痛的侵袭,且地理环境与生活环境恶劣。为了民族的生存和繁衍,他们长期与恶劣的自然环境和疾病作斗争,利用瑶山盛产的动植物药资源,不断总结经验,创造和积累了丰富的用药知识。

瑶族人民对瑶药资源的利用有着悠久的历史,但由于历史的原因,瑶族没有自己的文字要想把自己积累和总结出的医药经验用文字记载的方式系统地反映和传授给后代是很困难的。在明朝时期,瑶族人民中就有一些神书、歌本,也有一部分人认识汉字,但为数不多,加上封建思想的长期影响,在传授医术、秘方上都是口授心传,而且只传子不传女、传一不传二,有的甚至到临终时才传授,因此很少能著书立说、流传于世,仅有零星的记载散见于历代史料中,但我们足以从中窥见源远流长的瑶族医药史。

一、历史沿革

作为瑶家一宝的灵香草使用历史悠久,宋代沈括的《梦溪笔谈》里就有"唐人谓之玲玲香,亦谓玲子香"的记载。南宋周去非的《岭外代答》则记载了灵香草的生长条件、产地、炮制方法及销路,曰"瑶洞及静江、融州(今融安和大苗山),象州(今石龙),凡深山木阴洳之地,皆可种也"。新鲜的灵香草气味并不香,经烈日暴晒干也不香,必须将种植所得的灵香草"熏以烟火而阴干之",才能香气四溢,方可使用。700多年前,瑶族先民就已经掌握了灵香草的特殊炮制方法,至今仍然使用。可见在宋代,瑶族先民用药已相当普遍,这些都充分说明了瑶族医药的悠久历史。

明代李时珍的《本草纲目》记载灵香草可作药用,但比瑶族种植、利用灵香草至少迟了150~200年。清代《曲池县志》卷二云瑶民"负药入城、医治颇效"。这说明当时就出现了一批瑶医队伍,且瑶族医者对瑶药的作用已经有了很深的认识。

1934年,庞新民对两广瑶族地区进行了深入的调查研究,在其《两广瑶山调查》一书中载有苓香、桂子、桂皮、桂枝、罗汉果、八角、薏苡仁、黄柏、黄连、玉竹、当归身、花粉、桔梗、杜仲、马胎、党参、枸杞、大龙伞、小龙伞、两面针、一包针、留雕竹、钩藤、防风、防己、麻黄、五倍子、金叉、八角莲、七趾莲、独脚、双柏、蔚京等草药。一些药材从名称上就能看出其主要产自瑶族地区,如"瑶山十大功劳""大瑶山蜘蛛抱蛋"和"瑶山金耳环"。

从其他一些地方志的记载中,我们也可看出瑶族医药文献资料存在的痕迹。如《记录汇编·卷六十》记载,瑶人"山中多板木、滑石、胆矾、茴香、草果、槟榔诸药,时时盗出市博鱼盐",《乐昌县志》也载有"邑有瑶,不知始于何代……惟其人尚诚信,常以药菜、材木运入肆,交易无欺"。此外,还有很多丰富的瑶医资料散见与民间,融汇与民族风俗之中[1]。

中华人民共和国成立以来,党和政府高度重视中医药(民族医药)事业的继承和发展,并制定了一系列相应的政策和措施,随着现代自然科学技术和社会经济的发展,瑶药学研究也取得了前所未有的成就。不少关心民族医药的专家学者致力于瑶药的调查、整理、研究等方面的工作,在继承、整理和丰富药用遗产的同时,对瑶族民间用药品种资源进行调查,在瑶药的生药学、化学成分分析、药理药效学实验及临床试验研究等方面做了大量的工作,整理、翻译、编辑出版了大量有关文献资料和著作。

二、瑶药产业发展现状

(一)瑶医医疗机构及医疗队伍现状

瑶医机构在全国的存在状态以民营机构为主,广西金秀瑶族自治县瑶医医院是目前全国唯一一所国家事业型、公益性、非营利性县级瑶医药特色医院。广西瑶医药在医疗机构、医疗队伍、基础设施等方面的建设仍然很薄弱,6个瑶族自治县中仅金秀、都安、恭城三个县设有瑶医医院或在中医医院中设瑶医科。在其他瑶族聚集地区设有瑶医科的县(市)中医医院还有荔浦、田林和来宾,而位于广西首府南宁市的医院中也仅有广西中医药大学第一附属医院及其仁爱分院设有瑶医诊室。在大多数瑶族地区,以瑶医药诊疗技术为瑶族人们看病的,主要还是那些民间的瑶医或早期被吸收进入乡村卫生所的瑶族医生,他们是目前瑶医药经验的主要传承者。

据统计,广西6个瑶族自治县有1 000多名民间瑶医师,其中金秀县就有490名[2]。这些瑶医大多学历不高,缺乏医学院校学习经历,其诊疗技能多来自家传,有的已传了十几代。民间瑶医又分行医与坐医,行医走乡过寨,甚至跨省行医卖药,踪迹遍布全国各地。坐医以半医半农居多,少部分开有自己的诊所,如金秀县就有32个个体瑶医诊所。瑶医的患者多是经口口相传慕名上门求医者。

[1] 庞声航.实用瑶药学[M].南宁:广西科学技术出版社,2008.
[2] 李耀燕,李彤,白燕远,等.广西瑶医药发展现状及对策[J].大众科技,2016,18(3):66-67+70.

在医疗队伍建设方面,虽然瑶医还未纳入全国执业医师资格考试范围,但为了规范,早在 2008 年,金秀县对县里的瑶医进行了多次培训,并给 63 名瑶医发了金秀瑶族自治县当地医生资格证书,使瑶医能够大胆行医,解决群众的看病问题。自治区壮瑶医振兴计划实施以来,瑶医专科建设开始起步,至 2014 年,全区已建立了 6 个重点瑶医专科,自治区将大力加强壮瑶医医疗服务体系建设,改扩建一批壮瑶医疗机构,完善服务网络,改善基础条件,进一步提高医疗服务能力。

（二）瑶医药生产企业现状

广西金秀瑶族自治县生活着盘瑶、茶山瑶、花蓝瑶、山子瑶、坳瑶 5 个支系瑶族,被喻为"世界瑶都",金秀县瑶医药制造业有着较久的发展历史,植物资源丰富,是"中国八角之乡",这里盛产灵香草、绞股蓝等药食两用的特产级中药材、瑶药材,是"广西最大的药物基因库"。金秀是瑶医药研究最为典型的代表,金秀瑶族人民在长期与生存环境和疾病做斗争的过程中,大瑶山中的动植物资源为他们提供和巨大的帮助,瑶族使用动植物药防治疾病的历史悠久,积累了丰富的治疗经验。

金秀县现有 6 家具有民族特色的瑶药生产企业。2002 年,由金秀制药厂改制建立的广西金秀圣堂药业有限责任公司,是一家以生产广西瑶族特色中成药为主的现代化民族制药企业、国家民委指定民族医药生产厂家。是国内瑶药规模最大,设备先进,集科研、生产、经营为一体的现代化民族制药企业之一。公司以大瑶山野生药材生产的护肝金药片、复方三叶片、双山颗粒等近百种中成药,疗效得到全国各地群众的充分认可,远销国内外,年产品销售值在 2 000 万元以上。

（三）瑶医药浴产业现状

广西金秀瑶族自治县拥有发展瑶医药浴大健康产业的良好资源,庞桶药浴的生活习俗保持至今。由于广西地处岭南,气候地理环境使然,人们多湿热、多瘴病、多挛痹,居住山区亦有风邪寒邪入侵,顺应天时地利,瑶族养成以瑶医药浴的生活习惯,同时又起到了保健甚至治疗作用,也累积了丰富的地方性瑶药用药知识和种植技术。

随着现代社会药浴产业的发展,瑶医药浴从瑶族土俗深闺走向了商业化的大舞台[1],并以天然性、有效性、历史性占一席之地。在脱贫攻坚、乡村振兴过程中,瑶浴进一步产业化、品牌化。瑶医药浴形成了足浴粉、沐浴粉、头疗包、泡澡膏等产品,及各种瑶医药浴疗保健机构。而且瑶医药浴也在不断创新发展,广西瑶学学会在 2018 年 12 月成立了瑶医瑶药瑶浴专家委员会,促进瑶医药浴的发展及研究;广西中医药大学、广西瑶族医药研究院专家董明姣提出面浴的创新思路,发展瑶医,以瑶药

［1］　周霞.以瑶医药浴大健康产业带动乡村振兴［J］.乡村论丛,2022(1):84 - 90.

治疗带状疱疹、色斑、痤疮等皮肤疾病。瑶医药浴产业化也带动了中草药种植及其他相关产业的发展,广西多地开展中药材基地的建设。

三、瑶药现代研究进展

(一)瑶药资源的调查研究

目前基本上查清了广西瑶族民间流传的"五虎""九牛""十八钻""七十二风"等传统瑶药的来源和功用,以及瑶医常用药物品种。通过鉴定并结合以往资料整理,归结出广西瑶医用药种类达 1392 种[1],其中植物药 1336 种,隶属 198 科 716 属;动物药 43 种,隶属 32 科 37 属;矿物药 4 种;其他类 9 种。应用较多的药用植物种类有水龙骨科、蓼科、蔷薇科、豆科、唇形科、菊科、葫芦科、百合科、兰科等科。

(二)瑶药的化学药理作用研究

经研究发现,下山虎、毛老虎、九龙钻、槟榔钻、双钩钻、猛老虎、小钻、大红钻、铜钻、四方钻、葫芦钻、麻骨钻等有一定的抗肿瘤作用;野葛花、冬心、酿摸勉、山慈姑、东破石珠、五指毛桃、苦菜公、枸骨叶等具有抗菌消炎作用;走血风、黄藤、金不换、麻骨风、绞股蓝等具有镇痛消炎作用;矮地茶、罗汉果等具有止咳平喘作用;青蒿具有抗疟及退热作用等。这些都为临床用药的安全有效提供了依据,为瑶药的进一步开发利用提供了理论依据。

(三)瑶药的临床应用研究

经研究发现,瑶药单方及验方治疗乙肝、肺脓疡、癫病、前列腺炎、风湿性心脏病、坐骨神经痛、风湿性关节炎、骨质增生、肩关节周围炎、痔疮、慢性咽炎、化脓性皮肤病等的临床疗效显著。

(四)瑶药产品的开发研制

目前利用瑶山特产瑶药研制出九金汤、红枫片、风湿跌打药酒、止血消炎生肌散、蛇伤丸、白带丸、瘤积散等产品,并推广临床应用,取得了一定的效果。此外,金秀瑶族自治县制药厂推出了金秀甜茶和金秀绞股蓝茶等产品,其中绞股蓝茶素有"南方人参"美称,在国内外享有盛誉。

(五)瑶药资料的发掘整理研究

科研人员翻译了 1000 多种瑶医常用药的瑶文名称,为了解瑶药资源提供了可贵的第一手材料;《广西瑶族医药调查研究》《瑶医用药品种调查报告》等大量瑶药研究论文在国家级以及省级学术期刊上发表;相继出版了《瑶医效方选编》《广西瑶药

---

[1] 黄东挺,庞声航,梁琼评,等.广西瑶药资源的现状调查[J].中国民族医药杂志,2012,18(3):68-69.

选编《中国瑶医学》《中国瑶药学》《实用瑶药学》等瑶药著作。这些学科著作的出版结束了瑶药学没有自己系统的药学专著的历史,使瑶族医药得到了很好的继承和发展。

第四节 广西壮瑶药文化的传承挖掘

党的十八大以来,党中央把中医药工作摆在更加突出的位置,把发展中医药上升为国家战略。国家和自治区高度重视中医药文化发展,全面贯彻中共中央、国务院《关于促进中医药传承创新发展的意见》,先后出台系列政策文件,国家中医药局联合中央宣传部等部门先后印发《中医药文化传播行动实施方案(2021—2025)》《"十四五"中医药文化弘扬工程实施方案》;自治区中医药局等 6 部门印发《广西壮族自治区中医药壮瑶医药文化内涵提升工程实施方案(2021—2025 年)》,全面打造中医药文化品牌,大力弘扬中医药壮瑶药文化。全区中医药系统加大中医药文化传播推广力度,扎实推动"十个一批"中医药文化品牌建设,中医药壮瑶医药文化传承创新焕发新的活力。

一、开展特色遴选活动促进产业发展

(一)广西第一届中药壮瑶药药膳大赛取得良好成效

中药药膳及其文化是中医药宝库中的一块瑰宝,是中医药的重要组成部分,为中华民族繁衍昌盛和历代民众祛病养生作出了重要贡献。广西拥有丰富的中药资源和多元的民族文化,推动药膳产业发展极富潜力、大有可为。2022 年 10 月 28—30 日,自治区中医药局联合自治区卫生健康委、市场监管局、总工会共同主办了广西第一届中药壮瑶药药膳大赛。经各部门共同努力,药膳大赛圆满落幕并取得良好成效。

此次大赛以"传承药膳文化、助力健康广西"为主题,秉承以办赛促兴业的可持续高质量发展理念,不断提高大赛辐射的广泛性、举办形式的多样性。一是在参赛队伍结构方面,积极发动非中医医疗机构和产业示范基地参与赛事,在 159 个参赛单位中,非中医(含中西医结合)医疗机构参赛单位 95 个,占比达 59.7%。二是在赛事内容形式方面,积极搭建现场竞赛＋主题报告＋中药壮瑶药食养食疗产品展览展示相结合的全产业链共享交流平台,50 余家参展单位集中展示了传统民族特色食养食疗产品、药膳原料和药膳科研成果。

大赛充分运用融媒体,全面宣传推广"桂字号"特色药膳及大赛活动。一是利用公众号、视频号等新媒体,持续发布"每周一膳",推广普及药膳知识。二是制作"桂药膳"宣传片,突出宣传广西中药壮瑶药药膳特色;拍摄制作参赛队宣传、专家说药膳等多条短视频,突出"养生看广西、品鉴在药膳"宣传主题,不断提升宣传广度,烘托大赛热度,加强主题深度。三是广西电视台、《广西日报》、中国新闻网、新华社等媒体直击大赛现场进行深入报道,持续扩大药膳大赛影响力。据不完全统计,大赛当日有近500人现场参与赛事活动,截至大赛闭幕,各相关视频线上观看量达120万人次,转发1.8万次,点赞1.3万次[1]。此次大赛亮点和成效有:

1. 高标准、高规格、高质量、高关注 药膳大赛以传承创新为核心,聚焦广西少数民族特色药膳优势,全面挖掘药膳经典古方名方。来自全区中医药及烹饪领域的23名专家细致指导、严格评审,促进各参赛单位药膳研究、药食融合、辨证施膳等能力显著提升。指导单位中国药膳研究会会长杨锐亲临现场观看、指导赛事,高度肯定广西推动药膳事业产业发展的相关成果,自治区党委宣传部、商务厅、财政厅、人力资源社会保障厅、工业和信息化厅、林业局等相关部门代表均到场参观比赛。此次大赛内容形式丰富,全面展现中医药产、学、研、用融合发展方式,促进中医药＋美食＋广西民族特色充分融合,广西药膳产业发展前景可期。

2. 强特色、强联合、强自信、强影响 药膳大赛是广西首次以药膳为主题的重大活动,将中医药膳食养生理念与广西具体实际相结合,深度聚焦民族特色,突出呈现黄花倒水莲等壮瑶药的食疗作用,自治区内各民族医医院积极参赛并取得优异成绩。中医药、卫生健康、市场监管、总工会4部门联合主办大赛,积极发挥各自职能管理作用,为广西药膳产业发展奠定坚实基础。设置中药壮瑶药食养食疗展区展示广西药膳全产业链的特色发展模式,展览各式膏方、院内制剂、药膳点心、中药奶茶等,将优秀药膳传统文化进行创造性转化、创新性发展,开、闭幕式上"桂药膳"宣传片持续展播,使药膳回归寻常百姓家形成广泛共识,进一步增强中医药文化自信,"桂药膳"已成为参赛人员和嘉宾口头的高频词,提升广西药膳社会影响力。

3. 形成互联平台,释放中医药全产业链发展新活力 药膳大赛全方位、全地域、全过程加强中医药产业链融合,迈出向纵深推进中医药产业发展的重要一步。药膳产业包含从中药材种植到中药饮片加工,再到药膳配伍设计、成品药膳烹饪研制的整个过程,与中药材示范基地、中医药健康旅游示范基地、中医药特色医养结合示范基地及"定制药园"密切相关,以举办药膳大赛开局破题,提升了广西中医药一、二、三产业链条韧性,参展医疗机构、中药饮片企业、中药材示范基地进一步加强联

[1] 中新网广西.药里乾坤,膳养人生——广西第一届中药壮瑶药药膳大赛举办[EB/OL].(2022－11－02)[2023－06－15].http://www.gx.chinanews.com.cn/sz/2022-11-02/detail-ihcfqftq9114746.shtml.

合互通、交流合作,为广西大健康产业发展注入了新活力。

4. 促进产教融合,助力广西药膳产业高质量发展　此次药膳大赛比赛地点设置在广西职业技术学院,充分利用职业院校在烹调技术、场地硬件、校企联合等方面的优势,为培养中医药壮瑶医药特色康养人才,促进康养人才就业、服务基层中医医疗机构,搭建康养人才供需精准对接等环节提供基础保障,形成人才培养、产业转化、校政企协同育人模式广西特色方案。

未来将从以下几个方面促进产业发展,一是将结合广西特色传统节日,常态化举办广西中药壮瑶药药膳大赛,助力健康广西与大健康产业的发展,打造"养生看广西,品鉴在药膳"的产业发展模式;二是进一步加强对壮族、瑶族、京族、仫佬族等广西独具特色的地域民族药膳文化挖掘、收集和研发,围绕"桂药膳"全产业链,从基地建设、产品研发、产教融合、人才培养等多方位发力,打造具备竞争力、能够引领药膳产业发展、形成规模效益的"桂药膳"品牌,以更加积极的历史担当和创造精神为广西中医药产业发展贡献力量;三是制定药膳技术规范,引导全区 14 个设区市分别编制食疗类与食养类区域特色药膳制作应用技术规范,遵循药膳发展规律,辨证施食,引导人民群众健康养生、合理膳食;四是加大对中药饮片、食品餐饮等行业龙头企业扶持力度,推动企业做大做强,提升企业核心竞争力,打造符合年轻人消费时尚的饮品小食、符合大众养生保健理念的药膳汤料包及膏方、符合现代人快节奏生活的预制药膳等,推动广西大健康产业特色发展,不断激发广西中医药产业经济活力。

(二) 广西开展"十大药膳"及"区域民族特色药膳"遴选工作

2023 年 3 月 20 日,自治区中医药局等 4 部门下发关于开展"十大药膳"及"区域民族特色药膳"遴选工作的通知,遴选作品共分六大品类,分别是药膳菜肴类、药膳糕点类、药膳饮品类(含酒、露、茶、汁)、药膳膏滋类、药膳汤羹类及其他类。作品应能展现药膳"色、香、味、形、效"等特点,具有较强的代表性,能代表广西地域特色的相关作品可根据作品特征分别申报"十大药膳"或"区域民族特色药膳"。

通过本次遴选,广西积极打造"桂药膳"品牌,遴选出一批特色药膳,引导各部门加强对传统药食同源文化宣传学习及应用,培养一支高素质的药膳技艺工匠人才队伍,充分发挥中药壮瑶药药膳在推进大健康产业发展中的特色优势,营造浓厚的药膳产业发展氛围,助力产业转型升级,推进广西中医药壮瑶医药产业高质量发展。

二、"中国—东盟传统医药论坛"持续推动对外交流

2022 年 12 月 12 日,由国家卫生健康委员会、国家中医药管理局、广西壮族自治区人民政府共同主办的第七届中国—东盟传统医药论坛在广西防城港市召开。中

国—东盟传统医药论坛基本每两年举办一届,历次举办情况见表3-1。

表3-1　历届中国—东盟传统医药论坛一览表

时间	论坛名称	地点	主题/主要内容
2022年12月12日	第七届中国—东盟传统医药论坛	广西防城港市	抢抓RCEP机遇　促进中国—东盟传统医药高质量发展
2020年11月25日	第六届中国—东盟传统医药论坛[1]	广西桂林市	传统医药发展与人类命运共同体构建
2018年9月20日	第五届中国—东盟传统医药论坛[2]	广西南宁市	深化传统医药合作·搭建东盟交流平台
2016年10月27日	第四届中国—东盟传统医药高峰论坛[3]	广西南宁市	传统药物资源保护、发展与合作
2013年4月12日	2013中国—东盟传统医药高峰论坛和第五届中国(玉林)中医药博览会[4]	广西玉林市	健康·发展·合作·共赢
2011年12月8日	2011中国—东盟传统医药高峰论坛[5]	广西南宁市	探索构建中国—东盟传统医药信息交流平台,在传统医药方面建立中国与东盟构架有关机构的合作关系
2009年10月28日	2009中国—东盟传统医药高峰论坛(第六届中国—东盟博览会系列论坛之一)[6]	广西南宁市	中国与东盟10国就传统医药合作达成一致,共同发表《南宁宣言》

2022年举办的第七届中国—东盟传统医药论坛以“抢抓RCEP机遇　促进中国—东盟传统医药高质量发展”为主题,围绕RCEP下的传统医药发展研究、传统医

[1]　广西日报.第六届中国—东盟传统医药论坛在桂林举办[EB/OL].(2020-11-26)[2023-09-15]. http://www.gxzf.gov.cn/gxydm/dbhdt/t7122384.shtml.

[2]　广西药用植物园.中国—东盟共促传统医药合作,搭建交流平台[EB/OL].(2018-09-24)[2023-09-15].https://www.sohu.com/a/255835450_100196246.

[3]　广西日报.中国与东盟聚焦传统医药[EB/OL].(2016-11-02)[2023-09-15].http://www.xinhuanet.com/world/2016-11/02/c_129347100.htm.

[4]　国家中医药管理局.2013中国—东盟传统医药高峰论坛和第五届中国(玉林)中医药博览会举行[EB/OL].(2013-04-19)[2023-09-15].http://www.natcm.gov.cn/guohesi/gongzuodongtai/2018-03-24/3750.html.

[5]　梁启成.2011中国—东盟传统医药高峰论坛举行[EB/OL].(2011-12-12)[2023-09-15].http://www.natcm.gov.cn/guohesi/gongzuodongtai/2018-03-24/3813.html.

[6]　厉秀昀,梁启成.2009中国—东盟传统医药高峰论坛在广西南宁召开[EB/OL].(2009-10-29)[2023-09-15].https://www.gov.cn/gzdt/2009-10/29/content_1452064.htm.

药资源保护与服务贸易以及传统医药文化、技法等议题开展讨论[1]。广西药用植物园等 4 家广西中医医疗机构、科研部门与老挝卫生部传统医药研究院等 5 家东盟国家医疗机构,分别就深入进行传统医药研究合作、共建中医药国际医疗服务体系等内容签订合作协议。广西药用植物园与瑞士举办 2022 年有机农业与传统草药国际研讨会暨中国—东盟有机药材种植技术培训班,广西国际壮医医院举办中国(广西)—老挝(万象)中医药壮瑶医药特色诊疗技术远程国际培训班,与越南顺化医药大学附属医院签署战略合作协议书[2]。

为打造中国—东盟传统医药交流合作的国际桥梁,除组织会议论坛外,广西还成立了中国—东盟传统医药交流合作中心[3],设置"一中心、二平台、三基地、四园区"。"一中心"即中国—东盟传统医药展示中心;"两平台"为信息共享云平台、技术交流与共享平台;"三基地"分别是人才培养基地、医疗与保健基地、资源保护基地;"四园区"是产业园区、养生康复园区、商贸园区及传统药物展示园区,中国—东盟传统医药交流合作中心成为中国各地中医药、民族医药走进东盟以及东盟传统医药传入中国的枢纽。

作为中国对东盟开放合作的前沿窗口,广西形成了以东盟国家和港澳台地区为主、覆盖 40 余个国家和地区的中医药领域对外开放合作格局。广西与老挝联合开展了药用植物资源普查,编写出版《老挝人民民主共和国草药典》;联合东盟 7 国编撰出版《中国—东盟传统药物志》;与马来西亚拉曼大学共建中国—马来西亚中医药中心[4],广西与东盟国家在中医药产、学、研领域合作取得丰硕的成果。

三、持续推进中医药壮瑶药文化弘扬系列活动

2021 年,自治区中医药局联合自治区党委宣传部等 6 部门印发自治区中医药壮瑶医药文化内涵提升工程实施方案。通过打造一批中医药壮瑶医药非遗项目,制作一批中医药壮瑶医药名医名家纪录片,创作一批中医药文化作品,创作一批中医药壮瑶医药疾病防治科普作品,打造一批中医药壮瑶医药文化传播平台,开设一批中医药文化专栏,建设一批展示馆、体验馆、科普教育基地,举办一批有影响力的中医

[1]　人民网—广西频道.广西国际壮医医院应邀参加第七届中国—东盟传统医药论坛[EB/OL].(2022 -12 -15)[2023 -09 -15]. http://gx. people. com. cn/n2/2022/1215/c390645-40232441. html.

[2]　防城港市新闻网.第七届中国—东盟传统医药论坛在防城港市举办[EB/OL].(2022 -12 -13)[2023 -09 -15]. http://www. fcgs. gov. cn/wsb/dtxx/t15023383. shtml.

[3]　中国新闻网.广西设立"中国—东盟传统医药交流合作中心"[EB/OL].(2013 -08 -16)[2023 -09 -15]. http://news. sina. com. cn/o/2013-08-16/205827970377. shtml.

[4]　中国新闻网.中国—东盟传统医药产业抢抓 RCEP 机遇　推动合作共赢[EB/OL].(2022 -12 -16)[2023 -09 -15]. http://pxzhbsq. gxzf. gov. cn/xwzx/gnxw/t14439256. shtml.

药壮瑶医药文化传播活动,建设一批中医药壮瑶医药健康文化知识角,支持中小学创建一批中医药文化品牌活动等方式深入打造"十个一批"文化品牌,扎实推进中医药壮瑶医药文化繁荣发展。

2022年相继在南宁市青秀区长塘镇天堂村开展中医中药中国行活动,在梧州市举办中医药文化传播行动暨广西中医药文化内涵提升工程启动仪式,在区直部门率先试点开展结对共建中医药文化进校园品牌活动,广西中医药大学第一附属医院等5家区直医疗卫生机构与南宁市玉兰路小学等7家中小学、幼儿园结对签约;全年累计制作完成壮医药物竹罐疗法等中医药壮瑶医药非遗或中医特色技法项目科普视频22个、全国和广西名老中医学术及医技传承科普视频50余集、"桂十味"药材科普视频10个[1]。

广西将持续推进中医药壮瑶医药科技创新和特色人才培养,促进中医药健康产业融合发展,深化拓展中医药文化传播和对外交流合作,不断加强中医药内涵建设,助力健康广西建设,为开创新时代壮美广西建设新局面贡献中医药力量。

---

[1] 广西壮族自治区中医药管理局.广西推进中医药壮瑶医药传承创新发展 助力健康广西建设[EB/OL].(2022-12-23)[2023-06-15].http://zyyj.gxzf.gov.cn/xwdt/GZDT/ZZQ/t14729122.shtml.

第四章 广西中药资源的国际贸易

2022 年广西中药类产品的进出口涉及 115 个国家(地区),其中出口涉及 113 个国家(地区),进口涉及 17 个国家(地区),进出口范围较广。2021 年,广西出口中药类产品 20 561.67 吨,出口数量同比增长 22.30%,出口金额 46 376.38 万美元,出口金额同比增长 16.03%;广西进口中药类产品 17 129.03 吨,进口数量同比增长 1.16%,进口金额 3 231.08 万美元,进口金额同比减少 15.32%。

第一节 广西中药类产品的国际贸易现状

一、数据说明

中药材及饮片、提取物、中成药的进出口数量、金额、单价和国家(地区)数据来源于海关统计数据,整理方式为按照海关 HS 编码分类整理。中药材及饮片的出口数据统计自 45 个海关 HS 编码,提取物的出口数据统计自 9 个海关 HS 编码,中成药的出口数据统计自 3 个海关 HS 编码;中药材及饮片的进口数据统计自 17 个海关 HS 编码,提取物的进口数据统计自 5 个海关 HS 编码,中成药在 2022 年广西没有进口。考虑到数据的可得性,提取物的数据用植物提取物的进出口数据代替。

需要特别说明的是,2022 年海关统计数据查询平台上 0906(肉桂及肉桂花)、0908(肉豆蔻、肉豆蔻衣及豆蔻)这 2 个海关 HS 编码下仅统计有进出口金额而没有统计进出口数量。

二、主要进出口品种

2022 年,广西出口中药类产品 20 561.67 吨,出口金额 46 376.38 万美元,其中中药材及饮片出口 16 247.60 吨,出口金额 27 204.69 万美元;提取物出口 1 966.97 吨,出口金额 11 819.11 万美元;中成药出口 2 347.10 吨,出口金额 7 352.58 万美元。2022 年,广西进口中药类产品 17 129.03 吨,进口金额 3 231.09 万美元,其中进口中药材及饮片 14 990.49 吨,进口金额 2 431.76 万美元;进口提取物 2 138.54 吨,进口金额 799.33 万美元。

(一) 中药材及饮片

剔除一个海关 HS 编码下统计多个品种的情况,姜、枸杞、丁香、黄芪、党参、当归、地黄、茯苓、杜仲、川芎是 2022 年广西出口量最大的 10 个品种(表 4－1),这十个品种的出口量之和为 7 801.33 吨、出口金额之和为 3 364.39 万美元,占当年中药材及饮片出口总量的 48.02％和出口总额的 12.37％。12119039(未列名主要用作药料的植物及其某部分)和 12119050(主要用作香料的植物及其某部分)这两个海关 HS 编码统计到 2022 年广西的出口量分别为 6 072.58 吨和 881.13 吨、出口金额分别为 3 368.90 万美元和 406.08 万美元,分别占当年中药材及饮片出口总量 37.38％和 5.42％、出口总额的 12.38％和 1.49％。肉桂及肉桂花是 2022 年广西出口金额最大的品种,出口金额达 19 367.09 万美元,占中药材及饮片出口总额的 71.19％。

表 4－1　2022 年广西出口数量最大的 10 个中药材及饮片品种

商品名称	数量(吨)	金额(万美元)	数量占比(％)	金额占比(％)
姜	4 405.01	1 111.15	27.11	4.08
枸杞	751.19	519.40	4.62	1.91
丁香	558.15	408.78	3.44	1.50
黄芪	440.57	270.70	2.71	1.00
党参	335.85	279.41	2.07	1.03
当归	318.57	290.95	1.96	1.07
地黄	279.66	175.90	1.72	0.65
茯苓	265.75	120.05	1.64	0.44
杜仲	233.27	72.86	1.44	0.27
川芎	213.31	115.19	1.31	0.42
合计	7 801.33	3 364.39	48.02	12.37

2022 年在 17 个海关 HS 编码下统计有广西进口中药材及饮片的数量和金额,其中有 8 个海关 HS 编码下统计有多种中药材及饮片进口。槟榔果、大海子、姜黄、莲子、茯苓、丁香、松脂、乳香、没药、血竭、肉豆蔻、肉豆蔻衣及豆蔻是进口的主要品种,特别是槟榔果,2022 年进口 603.00 吨,占广西中药材及饮片进口总量的 4.02％,进口金额 74.21 万美元,占广西中药材及饮片进口总额的 3.05％。2022 年广西进口大海子 345.10 吨,占广西中药材及饮片进口总量的 2.30％,进口金额 207.15 万美元,占广西中药材及饮片进口总额的 8.52％。

12119039（未列名主要用作药料的植物及其某部分）和 12119099（主要用作杀虫、杀菌等用途的植物及其某部分）这两个海关 HS 编码下统计到 2022 年广西的进口量分别为 11 360.94 吨和 1 495.60 吨，占当年广西中药材及饮片进口总量75.79％和9.98％；这两个编码下 2022 年广西的进口额分别为 1 185.62 万美元和85.17 万美元，占当年广西中药材及饮片进口总额的 48.76％和3.50％。2022 年肉豆蔻、肉豆蔻衣及豆蔻的进口额342.11 万美元，占当年广西中药材及饮片进口总额的14.07％。

（二）提取物

2022 年广西出口的提取物统计在 9 个海关 HS 编码下（表 4 - 2），其中29389090（其他苷及其盐、醚、酯和其他衍生物）这一海关 HS 编码下统计到广西出口提取物 1 492.07 吨，占当年广西提取物出口总量的 75.86％，出口金额 7 970.97万美元，占当年广西提取物出口总额的 67.44％。13021990（其他植物液汁及浸膏）这一海关 HS 编码下统计到 2022 年广西出口提取物 190.04 吨，占当年广西提取物出口总量的 9.66％，出口金额 3 152.56 万美元，占当年广西提取物出口总额的26.67％。2022 年广西出口脂松节油、木松节油和硫酸盐松节油（38051000）84.00吨，出口金额 51.72 万美元，分别占当年广西提取物出口总量的 4.27％和出口总额的0.44％。

表 4 - 2　2022 年广西提取物的出口量和出口金额

海关 HS 编码	商品名称	数量（吨）	金额（万美元）	数量占比（％）	金额占比（％）
29389090	其他苷及其盐、醚、酯和其他衍生物	1 492.07	7 970.97	75.86	67.44
13021990	其他植物液汁及浸膏	190.04	3 152.56	9.66	26.67
33012960	桉叶油	119.83	121.49	6.09	1.03
38051000	脂松节油、木松节油和硫酸盐松节油	84.00	51.72	4.27	0.44
33012930	茴香油	58.66	156.77	2.98	1.33
13021940	银杏液汁及浸膏	9.00	46.93	0.46	0.40
33012940	桂油	8.00	32.09	0.41	0.27
15153000	蓖麻油及其分离品	3.00	0.85	0.15	0.01
33012999	未列名非柑橘属果实精油	2.39	285.74	0.12	2.42

剔除一个海关 HS 编码下统计多个品种的情况,2022 年广西出口桉叶油119.83 吨,占当年广西出口提取物总量的 6.098%,出口金额 121.49 万美元,占当年广西出口提取物总额的 1.03%;2022 年广西出口茴香油 58.66 吨,占当年广西出口提取物总量的 2.98%,出口金额 156.77 万美元,占当年广西出口提取物总额的 1.33%。此外,银杏液汁及浸膏、桂油、蓖麻油及其分离品、未列名非柑橘属果实精油也有少量出口,2022 年这 4 个提取物的出口量之和为 22.39 吨,出口金额之和365.60 万美元,仅占广西提取物出口总量的 1.14% 和出口总额的 3.09%。

2022 年在 5 个海关 HS 编码下统计到广西进口的提取物数量及金额,其中33012999(未列名非柑橘属果实精油)、33019010(提取的油树脂)这三个海关 HS 编码统计到的进口量非常少,几乎可以忽略不计,因此 2022 年广西进口的提取物主要有(其他苷及其盐、醚、酯和其他衍生物)、桂油、其他植物液汁及浸膏。2022 年广西进口其他苷及其盐、醚、酯和其他衍生物 1 913.04 吨,占当年广西提取物进口总量的89.46%,进口金额 407.36 万美元,占进口总额的 50.96%。与之相反的是桂油,2022 年广西进口桂油 123.68 吨,占当年广西提取物进口总量的 5.78%,进口金额280.08 万美元,占当年广西提取物进口总额的 35.04%。2021 年广西进口其他植物液汁及浸膏 101.81 吨,占当年广西进口提取物总量的 4.76%,进口金额 111.87 万美元,占当年广西提取物进口总额的 14.00%。

(三)中成药

2021 年广西出口的中成药主要有安宫牛黄丸、其他中式成药,以及统计在30046010 编码下的含有青蒿素及其衍生物的药品(已配定剂量或制成零售包装)。含有青蒿素及其衍生物的药品(已配定剂量或制成零售包装)是广西出口量最大的中成药,2022 年出口 1 884.68 吨,占当年广西中成药出口总量的 80.30%,出口金额5 736.44 万美元,占当年广西中成药出口总额的 78.02%。其次为其他中式成药(30049059),2022 年出口量 462.27 吨,占当年广西中成药出口总量的 19.70%,出口金额 1 599.32 万美元,占当年广西中成药出口总额的 21.75%。2022 年广西出的安宫牛黄丸数量较少,仅 0.15 吨,占当年广西中成药出口总量的 0.09%,出口金额16.83 万美元,占当年广西中成药出口总额的 0.23%。

三、主要进出口国家(地区)

2022 年广西中药类产品的进出口涉及 115 个国家(地区),其中出口涉及 113 个国家(地区),进口涉及 17 个国家(地区)。按照产品类型,中药材及饮片的进出口涉及 66 个国家(地区),其中出口涉及 61 个国家(地区),进口涉及 12 个国家(地区);

提取物的进出口涉及 49 个国家(地区),其中出口涉及 46 个国家(地区),进口涉及 9 个国家(地区);中成药的进出口涉及 111 个国家(地区),其中中成药的出口涉及 111 个国家(地区),中成药的进口涉及 0 个国家(地区)。

越南、美国、中国香港、沙特阿拉伯、苏丹是广西出口中药类产品数量最多的 5 个国家(地区),2022 年广西出口至这 5 个国家(地区)的中药类产品之和达 13 009.12 吨,占当年广西中药类产品出口总量的 63.27%;出口金额之和为 29 274.53 万美元,占 2022 年广西中药类产品出口总额的 63.12%。特别是越南,2022 年广西出口 9 429.60 吨中药类产品至越南,占当年广西中药类产品出口总量的 45.86%,出口金额 19 283.16 万美元,占当年广西中药类产品出口总额的 41.58%。

越南、印度、美国、缅甸、印度尼西亚是广西进口中药类产品数量最多的 5 个国家,2022 年广西从这 5 个国家进口 15 848.46 吨中药类产品,占当年广西中药类产品进口总量的 92.52%;进口金额合计 2 466.92 万美元,占当年广西中药类产品进口总额的 76.35%。特别是越南、印度和美国,2022 年广西从这 3 个国家进口的中药类产品分别是 9 390.86 吨、2 894.58 吨和 1 775.07 吨,分别占当年广西中药类产品进口总量的 54.82%、16.90% 和 10.36%;2022 年广西从这 3 个国家进口中药类产品的进口金额分别是 1 318.65 万美元、278.50 万美元和 292.91 万美元,分别占当年广西中药类产品进口总额的 40.81%、8.62% 和 9.07%。

(一) 中药材及饮片

越南、美国、沙特阿拉伯、中国香港、苏丹、巴基斯坦、日本、阿联酋、德国、阿尔及利亚是 2022 年广西出口中药材及饮片数量最多的 10 个国家(地区),特别是越南从广西进口中药材及饮片 9 426.59 吨,进口量占当年广西中药材及饮片出口总量的 58.02%;越南从广西进口中药材及饮片的金额为 19 281.79 万美元,占 2022 年广西中药材及饮片出口总额的 70.88%。除越南外,广西出口至另外九个国家(地区)的中药材及饮片数量之和为 4 223.65 吨,出口量之和占 2022 年广西中药材及饮片出口总量的 26.00%,出口金额之和为 4 230.13 万美元,占 2022 年广西中药材及饮片出口总额的 15.55%(图 4-1)。

2022 年广西从越南和印度进口的中药材及饮片数量最多,分别进口 9 247.18 吨和 2 893.81 吨,占当年广西中药材及饮片进口总量的 61.69% 和 19.30%;广西从越南和印度进口的中药材及饮片金额分别为 985.61 万美元和 244.65 万美元,占当年广西中药材及饮片进口总额的 40.53% 和 10.06%。2022 年广西分别从印度尼西亚和泰国进口中药材及饮片 472.16 吨和 413.70 吨,占当年广西中药材及饮片进口总量的 5.42% 和 2.76%,但进口金额分别高达 812.13 万美元和 409.17 万美元,占

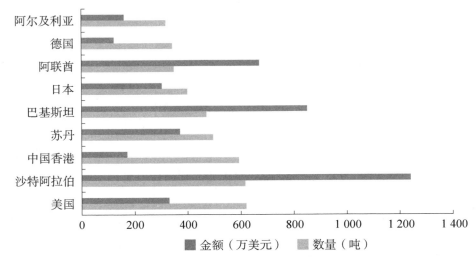

图 4 - 1 除越南外 2022 年广西出口中药材及饮片数量最多的 9 个国家(地区)

当年广西进口中药材及饮片总额的 19.42% 和 16.83%。

(二) 提取物

美国、意大利是广西出口提取物最多的 2 个国家,2022 年出口至这两个国家的提取物分别是 740.07 吨和 292.06 吨,占当年广西提取物出口总量的 37.62% 和 14.85%;出口金额分别为 4 489.74 万美元和 1 232.36 万美元,分别占当年广西提取物出口总额的 37.99% 和 10.43%(表 4 - 3)。2022 年广西出口至印度尼西亚、英国、中国香港这三个国家(地区)的提取物数量超过 100 吨,分别为 150.11 吨、148.12 吨、101.79 吨,占当年广西提取物出口总量的 7.63%、7.53%、5.18%;出口金额分别为 286.49 万美元、570.94 万美元、1 918.15 万美元,占当年广西提取物出口总额的 2.42%、4.83%、16.23%(表 5 - 3)。除此之外,2022 年广西出口至法国、马来西亚、韩国、西班牙、日本的提取物数量较多,分别占当年广西提取物出口总量的 3.49%、3.37%、3.29%、2.38%、2.24%(表 4 - 3)。2022 年广西出口至瑞士、巴基斯坦、白俄罗斯、巴林、俄罗斯、斯里兰卡、土耳其、匈牙利、智利、塞尔维亚、厄瓜多尔、洪都拉斯这 12 个国家的提取物数量不超过 100 kg,数量较少,几乎可以忽略。

表 4 - 3 2022 年广西出口提取物最多的 10 个国家(地区)

贸易伙伴名称	数量(吨)	金额(万美元)	数量占比(%)	金额占比(%)
美国	740.07	4 489.74	37.62	37.99
意大利	292.06	1 232.36	14.85	10.43

（续表）

贸易伙伴名称	数量（吨）	金额（万美元）	数量占比（%）	金额占比（%）
印度尼西亚	150.11	286.49	7.63	2.42
英国	148.12	570.94	7.53	4.83
中国香港	101.79	1 918.15	5.18	16.23
法国	68.59	452.64	3.49	3.83
马来西亚	66.38	386.40	3.37	3.27
韩国	64.78	332.53	3.29	2.81
西班牙	46.82	274.26	2.38	2.32
日本	44.13	797.96	2.24	6.75
合计	1 722.83	10 741.48	87.59	90.88

2022 年广西从美国、越南、马来西亚、澳大利亚、刚果民主共和国这 5 个国家进口的提取物数量之和为 2 112.29 吨，占广西进口提取物总量的 98.77%；从这 5 个国家进口的提取物金额合计 713.13 万美元，占广西进口提取物总额的 89.22%（表 4-4）。2022 年广西分别从美国和越南进口提取物 1 775.07 吨和 143.68 吨，占当年广西进口提取物总量的 83.00% 和 6.72%；进口金额分别为 292.91 万美元和 333.03 万美元，占当年广西进口提取物总额的 36.64% 和 41.66%。

表 4-4　2022 年广西进口提取物数量最多的 5 个国家

贸易伙伴名称	数量（吨）	金额（万美元）	数量占比（%）	金额占比（%）
美国	1 775.07	292.91	83.00	36.64
越南	143.68	333.03	6.72	41.66
马来西亚	130.13	54.48	6.08	6.82
澳大利亚	43.21	8.13	2.02	1.02
刚果民主共和国	20.20	24.58	0.94	3.08
合计	2 112.29	713.13	98.77	89.22

（三）中成药

法国、中国香港、刚果民主共和国、布基纳法索、乌干达、肯尼亚、马里共和国、莫桑比克、喀麦隆、加纳是 2022 年广西出口中成药数量最多的 10 个国家（地区），出口至这 10 个国家(地区)的中成药合计 1707.29 吨,占当年广西中成药出口总量的 72.74%;出口金额合计 5 462.89 万美元,占当年广西中成药出口总额的 74.30%(图 4 - 2)。2022 年广西出口至比利时、智利、埃及、黎巴嫩、韩国、斯里兰卡、叙利亚、厄瓜多尔、加蓬、毛里求斯、刚果共和国、柬埔寨、孟加拉国、东帝汶这 14 个国家(地区)的中成药数量均不足 0.1 吨,出口量合计 0.66 吨,仅占广西中成药出口总量的 0.01%,几乎可以忽略不计。

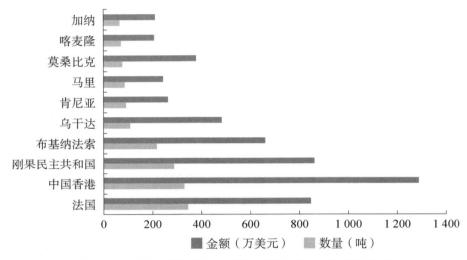

图 4 - 2 2022 年广西出口中成药数量最多的 10 个国家(地区)

四、进出口价格

2022 年广西中药类产品的平均出口单价为 22.55 美元/kg,其中中药材及饮片的平均出口单价 16.74 美元/kg,提取物平均出口单价 60.09 美元/kg,中成药平均出口单价 31.33 美元/kg。2022 年,广西进口中药类产品的平均单价为 1.89 美元/kg,其中中药材及饮片的进口单价 1.62 美元/kg,提取物进口单价为 3.74 美元/kg。

(一)中药材及饮片

按海关 HS 编码统计,有 8 个编码下统计的中药材及饮片出口出单价高于中药材及饮片的平均出口单价,其他编码下统计的中药材及饮片出口单价均低于中药材及饮片的平均出口单价。番红花、人参、黄连、贝母、三七(田七)是 2022 年广西出口单价最高的 5 个品种,出口单价分别为 539.20 美元/kg、33.99 美元/kg、26.50 美元/kg、22.53 美元/kg、17.48 美元/kg。姜、枸杞、丁香、黄芪、党参的出口量较大,但出口单价较低,均低于中药材及饮片的平均出口单价,2022 年这五个品种的出口单价分别为 2.52 美元/kg、6.91 美元/kg、7.32 美元/kg、6.14 美元/kg、8.32 美元/kg。

2022 年广西出口至巴林、黎巴嫩、英国、约旦、以色列的中药材及饮片价格最高,出口单价分别为 8 228.48 美元/kg、176.28 美元/kg、109.44 美元/kg、97.84 美元/kg、77.73 美元/kg,但出口量均较少。出口至美国、中国香港、苏丹、日本、德国的中药材及饮片数量较多且出口单价较低,出口单价分别为 5.30 美元/kg、2.90 美元/kg、7.41 美元/kg、7.59 美元/kg、3.55 美元/kg。

乳香、没药及血竭和未列名配药用腺体及其他动物产品是 2022 年广西进口中药材及饮片单价最高的品种,进口价格分别为 21.00 美元/kg 和 17.52 美元/kg;姜黄、槟榔果、松脂、莲子的进口价格较低,分别为 0.83 美元/kg、1.23 美元/kg、1.29 美元/kg、1.39 美元/kg。2022 年广西从 7 个国家进口的中药材及饮片超过平均进口单价,从 4 个国家进口的中药材及饮片低于平均进口单价(图 4 - 3),从斯里兰卡进口的中药材及饮片因未统计到进口量数据,无进口价格数据。

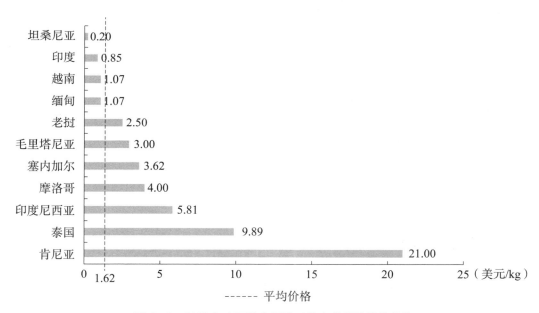

图 4 - 3　2022 年广西从各国进口的中药材及饮片价格

(二) 提取物

2022 年广西出口的提取物种类较少,出口单价分别为 1 196.55 美元/kg(未列名非柑橘属果实精油)、165.89 美元/kg(其他植物液汁及浸膏)、53.42 美元/kg(其他苷及其盐、醚、酯和其他衍生物)、52.14 美元/kg(银杏液汁及浸膏)、40.12 美元/

kg(桂油)、26.73 美元/kg(茴香油)、10.14 美元/kg(桉叶油)、6.16 美元/kg(脂松节油、木松节油和硫酸盐松节油)、2.82 美元/kg(蓖麻油及其分离品)。

2022 年广西出口至巴林、菲律宾、中国台湾、中国香港、日本、加拿大、瑞士、比利时的提取物价格最高,出口单价分别为 1 893.83 美元/kg、399.31 美元/kg、261.46 美元/kg、188.43 美元/kg、180.82 美元/kg、173.22 美元/kg、139.90 美元/kg、115.98 美元/kg,除出口至中国香港和日本的提取物数量较大,出口至其他 6 个国家的提取物数量均较少;出口至越南、智利、土耳其、匈牙利的提取物价格较低,平均出口单价分别为 4.57 美元/kg、3.00 美元/kg、1.00 美元/kg、1.00 美元/kg。

按海关 HS 编码统计,2022 年广西进口的提取物统计在 5 个编码下,进口价格分别为 22.65 美元/kg(桂油)、10.99 美元/kg(其他植物液汁及浸膏)、5.65 美元/kg(未列名非柑橘属果实精油)、2.13 美元/kg(其他苷及其盐、醚、酯和其他衍生物),提取的油树脂因未统计到进口数量,无进口价格数据。2022 年广西从印度进口的提取物数量较少,但进口价格高达 440.78 美元/kg;从澳大利亚和美国进口的提取物价格较低,进口单价分别为 1.88 美元/kg 和 1.65 美元/kg。

(三)中成药

2022 年广西出口的中成药价格分别为 1 107.04 美元/kg(安宫牛黄丸)、34.60 美元/kg(其他中式成药)、30.44 美元/kg(含有青蒿素及其衍生物的药品,已配定剂量或制成零售包装)。2022 年广西出口至罗马尼亚、斯洛文尼亚、澳大利亚、马拉维、厄瓜多尔、东帝汶的中成药价格较高,出口单价分别为 149.67 美元/kg、127.45 美元/kg、112.59 美元/kg、99.10 美元/kg、71.33 美元/kg、54.00 美元/kg;出口至约旦、比利时、缅甸、智利、孟加拉国的中成药价格较低,出口单价分别为 10.87 美元/kg、10.69 美元/kg、7.80 美元/kg、2.04 美元/kg、1.50 美元/kg。

第二节　广西中药类产品国际贸易变化分析

与 2021 年相比,2022 年广西出口的中药类产品数量同比增长 22.30%,其中中药材及饮片出口数量同比增长 24.69%,提取物出口数量同比增长 24.22%,中成药出口数量同比增长 6.75%;2022 年广西中药类产品的出口金额同比增长 16.03%,其中中药材及饮片出口额同比增长 8.97%,提取物出口额同比增加 49.58%,中成药出口额同比增长 3.51%。

与 2021 年相比,2022 年广西进口的中药类产品数量同比增长 1.16%,其中中药材及饮片进口量同比增长 1.29%,提取物进口量同比增长 0.39%,中成药进口量同比减少 100.00%；2022 年广西进口的中药类产品进口金额同比下降 15.32%，其中中药材及饮片进口金额同比下降 15.14%，提取物进口金额同比下降 9.58%，中成药出口金额同比下降 100.00%。

与 2021 年相比，2022 年广西出口的中药类产品单价同比下降 5.13%，其中中药材及饮片出口单价同比下降 12.61%，提取物的出口单价同比增长 20.42%，中成药的出口单价同比下降 3.03%；2022 年广西进口中药类产品的单价同比下降 16.30%，其中中药材及饮片的进口单价同比下降 16.22%，提取物的进口单价同比下降 9.92%。

一、中药材及饮片

与 2021 年相比，2022 年广西出口的中药材及饮片新增 12119034（沙参）、12129400（菊苣根）、09102000（番红花），而 2021 年有出口的 12119022（天麻）、13019020（乳香、没药及血竭）、12075090（其他芥子）在 2022 年没有出口；2021 年广西进口的中药材及饮片新增 13019090（未列名树胶、树脂）、12129994（莲子）、05079090（龟壳、鲸须、其他兽角、蹄、甲爪及喙；上述产品的粉末及废料）、12119029（茯苓）、08028000（槟榔果），而 2021 年有进口的 09101100（未磨的姜）在 2022 年没有进口。

（一）数量同比

按照海关 HS 编码分类，出口数量同比增长最大的 10 个品种依次是人参、未列名树胶（树脂）、已磨的丁香（母丁香、公丁香及丁香梗）、甜叶菊叶、鱼胶（其他动物胶）、已磨的姜三七（田七）、槐米、半夏、主要用作杀虫杀菌等用途的植物及其某部分，2022 年广西的出口数量分别同比增长 8 613.00%、4 619.89%、3 821.57%、540.50%、496.25%、337.61%、235.04%、162.71%、129.19%、124.81%。

剔除 1 个海关 HS 编码下统计多个品种的情况，出口数量同比增长最大的品种分别是甜叶菊叶、已磨的姜、三七（田七）、槐米、半夏、黄芪、枸杞、党参、川芎、青蒿（图 4 - 4）。2022 年广西中药材及饮片出口数量同比下降最大的 5 个品种依次是大黄（籽黄）、黄连、大海子、姜黄、甜杏仁，分别同比下降 18.67%、41.00%、59.32%、77.66%、96.44%。

按照海关 HS 编码统计，2022 年和 2021 年广西都有进口的中药材及饮片有 12 种，但 0908（肉豆蔻、肉豆蔻衣及豆蔻）没有统计到进口量数据，进口的其他 11 个品种分别是 09103000（姜黄）、05100090（未列名配药用腺体及其他动物产品）、09071000（未磨的丁香）、05080090（珊瑚及类似品；软体、甲壳或棘皮动物壳，墨鱼

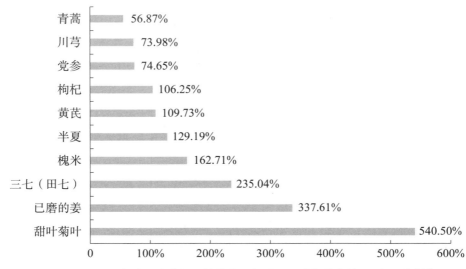

图 4-4　2022 年广西中药材及饮片出口数量同比增长最大的 10 个品种[1]

骨)、12119039(未列名主要用作药料的植物及其某部分)、12119032(大海子)、12119099(主要用作杀虫、杀菌等用途的植物及其某部分)、12119050(主要用作香料的植物及其某部分)、13019020(乳香、没药及血竭)、09096190(未磨的小茴香子、杜松果)、13019040(松脂),进口数量分别同比增长 309.97%、223.09%、61.23%、38.42%、31.68%、-17.18%、-38.88%、-64.82%、-88.57%、-93.88%、-97.05%。

(二)金额同比

按照海关 HS 编码分类,2022 年广西出口的中药材及饮片出口金额同比增长最大的 10 个品种依次是 12112092 和 12112099(人参)[2]、35030090(鱼胶;其他动物胶)、13019090(未列名树胶、树脂)、09072000(已磨的丁香)、12129996(甜叶菊叶)、12119027(槐米)、09101200(已磨的姜)、12119026(地黄)、12119023(黄芪)、12119012(三七/田七),出口金额分别同比增长 5590.72%、4703.54%、3062.87%、1283.81%、1007.48%、250.10%、181.38%、177.57%、177.43%、169.27%。

剔除 1 个海关 HS 编码下统计多个品种的情况,出口金额同比增长最大的品种

---

[1]　2022 年广西中药材及饮片出口数量同比增长最大的两个品种分别是人参和已磨的丁香,出口数量分别同比增长 8613.00% 和 3821.57%,因将其与图 4-4 的其他品种的同比增长情况放在同一个图表中,会导致其他品种在图 4-4 中无法显示,故将其在图 4-4 中剔除。

[2]　人参有两个海关 HS 编码,分别是 12112092(其他干人参)和 12112099(其他冷或冻的人参)。

分别是槐米、已磨的姜、地黄、黄芪、三七（田七）、半夏、川芎、党参、白芍、苦杏仁（图4-5）。2022年广西出口的中药材及饮片仅7个品种出口金额同比下降，分别是未磨的姜、贝母、黄芩、黄连、大黄（籽黄）、大海子、姜黄、甜杏仁（图4-5）。

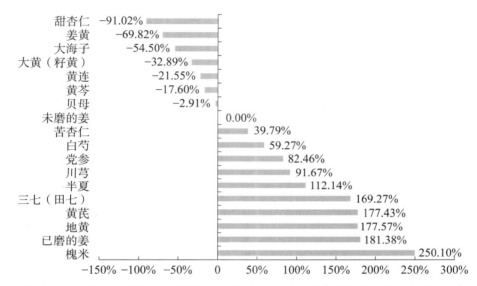

图4-5 2022年广西出口金额同比增长最大的10个品种和下降最大的7个品种[1]

按照海关HS编码统计，2022年进口的12个品种按照进口金额同比变化从大到小排列依次是09103000（姜黄）、09071000（未磨的丁香）、05080090（珊瑚及类似品；软体、甲壳或棘皮动物壳，墨鱼骨）、12119039（未列名主要用作药料的植物及其某部分）、05100090（未列名配药用腺体及其他动物产品）、12119099（主要用作杀虫、杀菌等用途的植物及其某部分）、12119032（大海子）、0908（肉豆蔻、肉豆蔻衣及豆蔻）、12119050（主要用作香料的植物及其某部分）、09096190（未磨的小茴香子、杜松果）、13019040（松脂）、13019020（乳香、没药及血竭），进口金额分别同比增长552.24％、97.36％、68.98％、56.99％、43.19％、－14.01％、－37.92％、－50.64％、－52.78％、－91.57％、－95.73％、－97.66％。

二、提取物

与2021年相比，2022年广西出口的提取物新增33012960（桉叶油），而

---

[1] 2022年广西出口人参、已磨的丁香（母丁香、公丁香及丁香梗）、甜叶菊叶的金额分别同比增长5 590.72％、1 283.81％、1 007.48％，将其与图4-5的其他品种的同比增长情况放在同一个图表中，会导致其他品种在图4-5中无法显示，故将其在图4-5中剔除。

33019010(提取的油树脂)在2022年则没有出口。与2021年相比,2022年广西进口的提取物新增33019010(提取的油树脂),而2021年有进口的33012500(其他薄荷油)、13021910(生漆)、33013090(其他香膏)、33011990(其他柑橘属果实精油)在2022年没有进口。

(一)数量同比

按照海关HS编码统计,2022年和2021年广西均有出口的提取物有8种,分别是33012940(桂油)、33012930(茴香油)、13021940(银杏液汁及浸膏)、29389090(其他苷及其盐、醚、酯和其他衍生物)、38051000(脂松节油、木松节油和硫酸盐松节油)、15153000(蓖麻油及其分离品)、33012999(未列名非柑橘属果实精油)、13021990(其他植物液汁及浸膏),出口数量分别同比增长700.00%、83.30%、20.21%、19.82%、−20.00%、−25.00%、−41.31%、−42.41%。

按照海关HS编码统计,2022年和2021年广西均有进口的提取物有4种,分别是13021990(其他植物液汁及浸膏)、29389090(其他苷及其盐、醚、酯和其他衍生物)、33012940(桂油)、33012999(未列名非柑橘属果实精油),进口数量分别同比增长86.19%、2.10%、−32.25%、−97.77%。

(二)金额同比

按照海关HS编码统计,2022年和2021年广西均有出口的8种提取物按出口金额同比变化从大到小排列依次是33012940(桂油)、33012930(茴香油)、29389090(其他苷及其盐、醚、酯和其他衍生物)、33012999(未列名非柑橘属果实精油)、13021990(其他植物液汁及浸膏)、13021940(银杏液汁及浸膏)、38051000(脂松节油、木松节油和硫酸盐松节油)、15153000(蓖麻油及其分离品),出口金额同比分别增长1051.48%、121.98%、43.46%、38.25%、38.25%、21.92%、−20.37%、−21.34%。

按照海关HS编码统计,2022年和2021年广西均有进口的4种提取物按进口金额同比变化从大到小排列依次是13021990(其他植物液汁及浸膏)、29389090(其他苷及其盐、醚、酯和其他衍生物)、33012940(桂油)、33012999(未列名非柑橘属果实精油),进口金额分别同比增长333.30%、4.87%、−38.54%、−99.26%。

三、中成药

广西出口的中成药中,30049051(中药酒)在2021年有出口而在2022年没有出口。30036010(含有青蒿素及其衍生物的药品,未配定剂量或制成零售包装)和30049054(清凉油)在2021年有进口,而2022年广西没有进口中成药。

按照海关 HS 编码统计,2022 年和 2021 年均有出口的中成药有 30049059(其他中式成药)、30046010(含有青蒿素及其衍生物的药品,已配定剂量或制成零售包装)、30049055(安宫牛黄丸),出口数量分别同比增长－3.67％、9.77％、462.96％,出口金额分别同比增长 7.38％、2.23％、1 095.86％。

第三节　广西中药资源国际贸易总结

一、出口总结

(一) 中药材及饮片是主要的出口产品类型

2017 年广西出口的中药材及饮片、提取物、中成药分别占中药类产品出口总量的 92.02％、4.31％、3.67％,中药材及饮片是广西中药类产品出口的主要产品类型。到 2022 年广西出口的中药材及饮片占中药类产品出口总量的 79.02％,与 2017 年相比中成药及饮片的出口量占比有较大幅度下降,但仍是广西主要的出口产品类型。提取物和中成药的出口量占比持续上涨,但涨幅较小,2022 年广西出口的提取物和中成药分别占中药类产品出口总量的 9.57％和 11.41％。

(二) 中药材及饮片和提取物平均出口单价上涨

2017 年广西出口中药类产品平均单价为 6.51 美元/kg,其中中药材及饮片出口单价 4.07 美元/kg,提取物出口单价 32.29 美元/kg,中成药出口单价 37.28 美元/kg。到 2022 年广西出口中药类产品出口平均单价 22.55 美元/kg,其中中药材及饮片出口单价 16.74 美元/kg,提取物出口单价 60.09 美元/kg,中成药出口单价 31.33 美元/kg。2017—2022 年,广西出口的中药材及饮片和提取物单价上涨且涨幅较大,中成药出口价格变动幅度较小,基本在 33 美元/kg 左右波动。

(三) 药食同源中药材是主要出口品种

2022 年广西出口的中药材及饮片数量前十的品种依次为姜、枸杞、丁香、黄芪、党参、当归、地黄、茯苓、杜仲、川芎,前十的品种的出口量之和为 7 801.33 吨,占当年广西中药材及饮片出口总量的 48.02％。出口前十的品种中姜、枸杞、丁香、黄芪、党参、当归、茯苓均为药食同源品种。2017—2022 年,姜、枸杞、当归、茯苓、肉桂、黄芪、党参、莲子等药食同源品的出口量均较大,为广西中药材及饮片出口的主要品种。

(四) 越南是广西出口中药材及饮片的主要国家

2017 年广西出口至越南的中药材及饮片 15 787.81 吨,出口金额 10 930.00 万美元,占当年广西中药材及饮片出口总量的 36.75% 和出口总额的 38.76%。2022年广西出口至越南的中药材及饮片 9 426.59 吨,出口金额 19 281.79 万美元,占当年广西中药材及饮片出口总量的 58.02% 和出口总额的 70.88%。2017—2022 年,越南一直是广西出口中药材及饮片的主要国家,且出口至越南的中药材及饮片数量及占比均呈增长趋势。

二、进口总结

(一)中药材及饮片和提取物是进口的主要产品类型

2022 年广西进口中药材及饮片和提取物的数量分别为 14 990.49 吨和 2 138.54吨,分别占当年广西进口中药类产品的 87.52% 和 12.48%。2017 年广西进口的中药材及饮片和提取物的数量分别为 664.20 吨和 1 689.46 吨,分别占当年广西进口中药类产品的 28.22% 和 71.78%。2017—2022 年,广西进口的中成药均非常少,多的时候不超过 2 吨,少的时候甚至没有,因此中药材及饮片和提取物是广西进口的主要产品类型。

(二)进口种类较少且多统计在未列名的海关编码下

2017—2022 年,广西进口的中成药种类很少,基本为 30036010(含有青蒿素及其衍生物的药品,未配定剂量或制成零售包装)和 30049054(清凉油)两种。提取物主要在 13021990(其他植物液汁及浸膏)、29389090(其他苷及其盐、醚、酯和其他衍生物)、15153000(蓖麻油及其分离品)、38051000(脂松节油、木松节油和硫酸盐松节油)这四类下有较大数量的进口。中药材及饮片进口量最多的主要为 12119039(未列名主要用作药料的植物及其某部分)和 12119050(主要用作香料的植物及其某部分)。

中　篇

广西中药材价格指数编制与分析

第五章　广西中药材价格指数编制方案

▌ 第一节　编制中药材价格指数的意义 ▌

一、中药相关产业健康发展的需要

价格指数是社会经济指数的一种,是研究价格动态、分析价格变化程度和变化规律的重要统计方法。中药相关行业的健康发展需要具有权威性、客观性的中药材价格指数,以及时、准确、科学地反映中药材市场价格水平及其变动趋势和幅度,向中药材生产经营企业传递正确的市场信号。中药材价格指数的编制对于规范中药材市场价格秩序,抑制恶性竞争具有重要的意义。

2008年国际金融危机以来,国际经济形势复杂多变,大宗商品价格变化剧烈,国内经济增速放缓,国内许多企业逐渐认识到通过金融市场套期保值控制采购成本、锁定销售利润的重要性。中药材的现货价格指数和远期价格指数可以成为企业进行医药资源套期保值的重要参考依据,引领国内实体企业和贸易商参考该价格指数进行成本核算、生产经营和综合评估,为企业日常经营和市场风险管理服务。进一步,在该指数基础上设计金融产品,如中药ETF基金,中药指数期权、中药指数互换、结构化产品等等,在丰富投资产品的同时,可以更有效的满足企业套期保值和风险管理的需要。

中药材价格指数的建立将促进中药相关产业的进一步发展。透明的价格指数有助于吸引更多的投资者和创新者进入市场,增加产业的竞争活力。企业在市场信息透明的环境下更有信心投资和创新,从而推动产业向高质量、高附加值的方向发展。另外,价格指数也有助于引导产业从简单的原材料生产向更深加工、品牌建设等更高层次发展,提升中药产业的附加值。

二、强化疫情防控下中医药作用与未来需求预测

编制中药材价格指数在疫情防控背景下具有重要的作用,既可以强化中医药在疫情防控中的作用,又可以为未来社会对中药显著扩大的需求提供有效的预测和防范措施。

（一）强化中医药在疫情防控中的作用

疫情暴发初期，中医药在疫情防控中扮演了重要的角色。中药作为中医药的核心组成部分，在增强免疫力、缓解症状、辅助治疗等方面具有独特的优势。通过编制中药材价格指数，可以更加准确地了解不同中药材的供求情况，优化药材的采购和调配，确保中医药在疫情防控中充分发挥作用。价格指数的实时更新和监测，有助于揭示特定药材的价格波动，引导药材的合理使用和储备，从而提升中医药在抗疫过程中的作用效果。

（二）未来社会对中药的需求预测和防范

随着疫情的逐步控制，社会对健康保健和免疫增强的需求不断上升。中药以其丰富的传统经验和疗效，受到更多关注。中药被视为预防和辅助治疗的重要选择，因此对中药的需求显著增大。编制中药材价格指数可以通过实时跟踪大宗中药材的品种价格，预测市场的供需情况，为市场参与者提供未来需求的预测和市场趋势的分析。这有助于企业调整生产、采购和库存策略，避免供应链中的断层，应对未来市场需求的挑战。编制中药材价格指数有助于企业更精准地了解市场动态，减轻价格波动对企业的冲击。疫情常态化防控下，社会对中药需求的增大可能带来市场投机行为，价格波动可能加剧。通过价格指数的跟踪，市场参与者可以更好地制定策略，防范风险，保障市场的稳定和可持续发展。此外，中药材价格指数的公开透明性和准确性有助于提高公众对中医药的信任度。公众可以通过价格指数更加全面地了解中药市场的实际情况，包括价格趋势和波动。这将有助于消除公众对中医药市场信息不透明的担忧，提高公众对中医药疗效和价值的信心。

综上所述，编制中药材价格指数不仅能够强化中医药在疫情防控中的作用，还能够为中药需求显著扩大提供有效的预测和防范措施。这一举措有助于保障中医药的有效供应，加强中医药在健康领域的地位，以及促进中医药产业的可持续发展。

三、制定、调整产业政策的依据

在市场经济条件下，价格可以作为供求关系的"晴雨表"，及时、真实地反映商品的供应和需求状况。我国是世界上中药资源最丰富的国家，而中药资源产业是我国最具特色的传统优势产业之一，也是最具有市场潜力的朝阳产业。中药的价格变化将会很大程度地影响到国家经济发展，给政府的宏观调控带来一定的影响。中药价格指数可以作为中药资源市场的风向标，具有市场监测、决策支持、风险管理、市场规范等功能。

(一) 市场监测功能

中药材价格指数的建立能够为市场监测和预测提供更精确的工具。中药市场的价格波动受多种因素的影响,如自然灾害、政策变化、国际市场需求等。通过编制价格指数,可以深入分析这些影响因素与价格变动之间的关系,为市场参与者提供更准确的信息,帮助他们更好地预测价格趋势,制定战略性的经营决策。例如,对于某些珍贵中药材,价格波动可能受到自然环境的影响,如气候变化、植物病虫害。通过价格指数,可以监测这些因素对价格的实际影响,为决策者提供预警和预测,使其能够更早地采取应对措施。通过该指数还可以及时了解中药材市场的交易现状及发展趋势,包括量价信息(采购量、销售量、采购价、销售价)、采购费用、库存、雇员工资等信息。中药材市场是联系药材需求与供给的重要环节与桥梁,通过指数也可以反映出交易市场繁荣与否的态势。

(二) 决策支持功能

中药材价格指数为政府、研究机构和产业协会等提供了有力的决策支持。政府可以利用价格指数数据,制定更具针对性的政策,如农业补贴、产业规范等,以促进中药产业的发展和可持续利用。研究机构可以基于价格指数进行深入研究,分析价格波动的原因和趋势,为产业发展提供科学的参考意见。产业协会可以根据价格指数的变化,为会员企业提供行业趋势分析,帮助他们制定更明智的战略和决策。

(三) 风险管理功能

中药市场的价格波动可能对生产、供应链和资金流动造成影响。中药材价格指数的制定可以帮助企业更好地管理风险。通过实时跟踪价格指数,企业可以及时了解市场价格的变动,制定合理的采购和销售策略,降低因价格波动带来的不确定性。例如,当某种中药材的价格上涨时,企业可以选择增加采购量,以避免成本上升影响利润。反之,当价格下降时,可以减少采购量,避免库存贬值。这种灵活的风险管理能力将有助于企业维持稳定的经营环境。

(四) 市场规范功能

首先,中药材价格指数公开透明的编制过程和准确数据可以帮助提升市场的透明度。市场参与者能够更清楚地了解不同中药材的实际价格走势,从而做出更明智的决策。透明的市场有助于减少信息不对称,促进合理的市场竞争。其次,通过中药材价格指数,市场监管机构可以监测价格的波动情况。一旦市场出现异常的价格波动,监管部门可以及时采取措施,防止价格操纵、不正当竞争等不法行为,维护市场秩序和消费者权益。再次,中药材价格指数的存在可以引导市场参与者遵循市场规则,采取合法合规的经营行为。企业和个人在制定价格、交易策略时可以参考价格指数,避免价格恶意抬高或不合理降低,从而促进市场的公平竞争。最后,中药材价格指数提供了一个合理定价的参考依据。生产企业可以根据市场价格指数制定合理的定价策略,避免价格过高或过低,更好地满足消费者需求。消费者也可以根据价格指数判断购买时的价格是否合理,保护自身合法权益。

构建具有权威性、客观性的中药价格指数,能够及时、准确、科学地反映出中药材价格的变化趋势、程度和水平,进而反映出产业供给能力与市场需求能力的匹配程度,可以为国家经济管理部门制定政策和计划、宏观调控、理顺价格体系等工作提供科学、准确的依据。政府决策部门可结合中药材价格指数的变动情况和相关经济活动,开展统计分析,进而对中药行业价格总水平进行监测,及时发现中药材生产及市场中的新情况和新问题,有助于政府主管部门正确引导市场走向和进行行业结构调整。

四、提升中医药话语权和经济影响力的重要举措

近年来,国家大力扶持中医药产业发展,中医药越来越为世界所了解,越来越为世界各国人民所接受。"十三五"期间,中医药参与共建"一带一路"取得积极进展。中医药已传播至 196 个国家和地区,成为中国与东盟、欧盟、非盟、拉共体以及上海合作组织、金砖国家、中国-中东欧国家合作、中国-葡语国家经贸合作论坛等地区和机制合作的重要领域。中国"十四五"期间的总体发展规划也呼吁更好促进中医药的创新发展,并加强其全球影响力。第七十二届世界卫生大会审议通过了《国际疾病分类第十一次修订本(ICD—11)》,首次纳入以中医药为主体的传统医学章节,中医药历史性地进入世界主流医学体系,中医药在国际传统医学领域的话语权和影响力显著提升。经过多年的发展,中医药已获得世界越来越多国家的认可,中医药医疗、教育、科技、文化、产业等领域国际合作取得积极进展。

目前,中医药内容纳入 16 个自由贸易协定,建设 17 个国家中医药服务出口基地,中医药服务与产品应用范围进一步扩大。2022 年,我国中药外贸总额 85.7 亿美元,同比增长 10.7%。其中,出口金额 56.9 亿美元,同比增长 13.8%;进口金额 28.8 亿美元,同比增长 5.1%。植物提取物、中药材及饮片、中成药、保健品进出口均保持了较好的增长势头。中国是世界重要的中药材生产国和消费国,编制中药材价格指数在提升我国中医药话语权和经济影响力方面具有举足轻重的意义。

一是强化中医药产业定位。中药材价格指数的建立可以更加明确地突出中医药产业的经济地位,使其成为国家战略产业之一。价格指数的编制过程和结果,反映了中药材的供求情况、市场表现等,有助于呈现中医药产业在国民经济中的重要地位,强化中医药的产业定位,从而提升话语权。

二是提升中医药产业影响力。中药材价格指数作为市场参考标准,能够对中药产业产生直接影响。通过价格指数,中医药产业可以更准确地把握市场行情,优化生产、供应链和销售策略,从而提升整体产业的影响力。这也将使中医药产业在国内外的声音更加有力,为产业的可持续发展争取更多的支持和合作机会。

三是增强中医药在国际舞台上的地位。中药材价格指数的建立将提供更多的市场数据和信息,有助于国际社会更好地了解中国中医药市场。通过透明的价格信息,可以消除外界对于中药市场不确定性的疑虑,提升国际社会对中医药的认可度,为中医药在国际舞台上争取更多话语权和合作机会奠定基础。

综上所述,编制中药材价格指数是提升我国中医药话语权和经济影响力的重要举措。通过这一举措,突出中医药产业的地位,加大国际影响力,提升国际认可度,优化产业链条,从而为中医药的可持续发展和国际化进程奠定坚实基础。

第二节 广西中药材价格指数编制模型选择

一、价格指数模型综述

近代指数理论主要以加权指数为主题,作为编制价格总指数方法中的一种,加权综合指数法的主要特点是它以流通量作为同度量因素,通过结合商品的重要性以及影响力,进而考察商品价格的波动情况。在加权综合指数发展的过程中,也不断充斥着对于权数如何选择问题的研究。

1812年,在《英国币值递增的研究》中,英国政治算术学家扬格(Younger)首次提出了使用加权平均算法来计算价格指数。扬格认为,在计算各种商品价格的前提下,为了能求出价格水平的变动,应该按照所计算的商品的重要性(用权数表示)计算总指数。加权平均算法是结合商品重要性研究价格变化的,摆脱了单独研究价格变化的缺陷。扬格的这一算法,在统计学界和经济学界都有较大反响,并受到了学者的赞赏。Lowe在《从农业、商业和财政看英国的现状》中,赞成扬格的做法,在讨论货币购买力变动时,Lowe提出采用加权平均算法对指数进行编制。Lowe提出的指数公式如下:

$$P_{\text{Lo}} = \frac{\sum_{i=1}^{n} p_i^1 q_i^b}{\sum_{i=1}^{n} p_i^0 q_i^b}, \tag{1}$$

其中,p为商品价格,q为商品数量,i为商品编号,n为商品种类数量,0为基期标示,1 为计算期(现期)标示,b 代表某时期。下文皆以此为准。

从这个公式来看,篮子可以是任何一组数量。此时,Lowe 还未对价格的权数进行讨论,时期 b 可以是任何时期,有可能是在时期 0 前,也有可能是在 0 和 1 之间的任何时期。

英国统计学家 Sauerbeck 采用 Lowe 的加权平均算法对 38 种日用品的价格变化做了考察。此后,德国人 Soetbeer 为了观察汉堡地区的价格波动,利用这种方法编制了定期指数,以上这些学者的计算方法都是使得指数从简单平均向加权平均迈出了一大步。

1833 年,在《政治经济原理》一书中,英国政治学家、经济学家思科罗普(Scrope)运用一种"标准价格表"对某项价格的变动进行测算,并且根据其对"法定价值本位"的波动加以校正,这里采用的权数是各种商品的消费额比重。在权数的确定上,Scrope 是根据客观实际情况确定权数的,比 Younger 的算法更前进了一步。

1864 年,德国统计学家拉斯贝尔(Laspeyres)主张采用加权综合法,他反对简单几何平均法。但是在这种方法提出以后,由于他所在的大学搜集不到完整的价格资料,所以当时也没有使用过这个方法。该方法的编制公式如下:

$$P_{\mathrm{L}} = \frac{\sum\limits_{i=1}^{n} p_i^1 q_i^0}{\sum\limits_{i=1}^{n} p_i^0 q_i^0}, \tag{2}$$

本式可以将 Laspeyres 指数看做 Lowe 指数的一个特例,即将篮子数量 q 设定为基期数量。

1874 年,在《关于来自汉堡交易所记载的去年物价发展情况》一文中,德国统计学家派许(Paasche)主张采用计算期的销售量比重作为指数的权数。Paasche 指数用公式表示为:

$$P_{\mathrm{P}} = \frac{\sum\limits_{i=1}^{n} p_i^1 q_i^1}{\sum\limits_{i=1}^{n} p_i^0 q_i^1}, \tag{3}$$

从权数的选择来说,Paasche 指数和 Laspeyres 指数具有同样的合理性,但是实际测量过程中利用这两种办法计算得到的估计值是不同的。

Laspeyres 指数和 Paasche 指数奠定了近代指数理论的基础,但是针对权重应该采用基期还是比较期的争论一直是指数理论研究的核心问题。因此,一些学者采用折中的做法,用基期和比较期两期权数的平均值作为权数。关于如何对权数取平均值,各个学者又有不同的观点。

Marshall(1887)和 Edgeworth(1925)提出对 q^0 与 q^1 计算算术平均数作为权数,该指数又被称为 Marshall-Edgeworth 指数,价格指数 P_{ME} 可以表示为:

$$P_{ME} = \frac{\sum_{i=1}^{n} p_i^1 (q_i^1 + q_i^0)/2}{\sum_{i=1}^{n} p_i^0 (q_i^1 + q_i^0)/2},$$

(4)

而 Walsh(1901)指出,对商品的加权应该按照商品的重要性或其完全价值进行。但是价格比较涉及两个时期,分别是时期 0 和时期 1。这两个时期的价格之间会有差异,因此需要对两个时期的价格差异进行平均。但是处于比较期的商品和服务的权数往往是不同于基期的。这就涉及到,如何确定哪些权数?是基期的权数还是比较期的?或者两期权数的和?Walsh 认为没有理由偏向于使用哪种权数。所以将二者结合起来就成了一个必然的做法。因此,Walsh 提出对这两期的权数进行几何平均。Walsh 指数可以表示为下式:

$$P_W = \frac{\sum_{i=1}^{n} p_i^1 \sqrt{q_i^1 q_i^0}}{\sum_{i=1}^{n} p_i^0 \sqrt{q_i^1 q_i^0}},$$

(5)

因为 Walsh 指数采用的不是算术平均数而是几何平均数,两期的相对数量权数相等。并且,该指数中的数量可以被认为同等地反映了两期的情况。

另一方面,一些学者不是从权数的角度进行折中,而是对 Laspeyres 指数和 Paasche 指数两个指数进行折中。

1871 年,德国数学家德洛比茨(Drobish)认为如果只用基期消费量作为权数是会导致偏差的,他提出应该采用计算基期权数指数与比较期权数指数的算术平均数的方法。自此以后,1883 年塞德维奇(Sidwich)和 1901 年鲍利(Bowley)都提出了这种方法。

Bowley 指出,假若 Paasche 指数和 Laspeyres 指数是非常接近的,就不会有进一步的困难,假若差异比较大,可以将这两种指数看做两个极限,因此可以用这两种指数的算术平均值对物价指数进行估价。Drobish 提出的公式可以表示为:

$$P_D = \frac{1}{2} P_L + \frac{1}{2} P_P,$$

(6)

而 Fisher(1922)提出了将 Laspeyres 指数和 Paasche 指数进行几何平均,即

$$P_\mathrm{F} = \sqrt{P_\mathrm{L} P_\mathrm{P}}, \tag{7}$$

这一指数满足时间逆检验，即如果对时期 0 和时期 1 的价格和数量进行对调，那么新的指数是原指数的倒数。这样一来，选择哪一个时期作为基期就不重要了，这一指数又被称为 Fisher 理想指数。

二、广西中药材价格指数的确定

考虑分类指数编制发布运用的需要，广西中药材价格指数选择使用固定基期权重的加权算术平均数指数的 Laspeyres 指数模型计算，即：

$$P_\mathrm{L} = \frac{\sum\limits_{i=1}^{n} p_i^1 q_i^0}{\sum\limits_{i=1}^{n} p_i^0 q_i^0}。$$

选择用固定权重的加权算术平均数指数模型编制中药材价格指数，是基于对固定权重的处理方法。在这个指数设计中，固定权重不选择报告期，主要是因为报告期使用的即时数据更新较快，数据权重波动较大，虽然从数据上容易获得，但指数稳定性较差。此处我们选用中药材的销售量作为基期权重。

对于该中药材价格指数权重的确定方法，本报告采用等权重法，即根据指数包含中药材的数量，平均分配各商品的权重。等权重法的假设前提是各种中药材的独立价格变动对市场总体走势的影响程度相同。美国商品调查局的 CRB 指数在推出之时就采用了等权重法。

在参照世界主要商品价格指数编制方案的基础上，综合各中药销售量权重编制固定基期指数。在该模型基础上，采取分级分类计算的方式得到中药材价格指数的小类交易价格指数、中类交易价格指数、大类交易价格指数，最后得到中药材价格总指数，即"中药材价格指数"。这里总指数、大类、中类价格指数的计算，均采用固定权数加权算术平均法进行。

（一）中药材小类价格指数

中药材的月度平均价格在每月月末发布，而对于中药材小类价格指数的计算，本文选择基期中药材月度平均价格作为基期小类价格，选择报告期中药材月度平均价格作为报告期小类价格。其公式是：

$$K_{ijl} = \frac{p_{ijl}^1}{p_{ijl}^0}, \tag{8}$$

其中，i 为小类序号，j 为中类序号，l 为大类序号。

（二）中药材中类价格指数

在中药材小类交易价格指数的基础上,使用小类中药材基期销售量占比加调整得到的固定权重,通过固定权数加权算术平均数指数公式计算中药材中类指数:

$$K_{jl} = \sum_{i=1}^{I} K_{ijl} \frac{w_{ijl}}{\sum_{i=1}^{I} w_{ijl}}, \tag{9}$$

其中,i 为小类序号$(i=1,2,\cdots,I)$,j 为中类序号,l 为大类序号,I 为小类总数目,w_{ijl} 表示第 i 小类在第 j 中类和第 l 大类中的固定权重。

（三）中药材大类价格指数

在中药材中类交易价格指数的基础上,使用中类中药材基期交易量占比加调整得到的固定权重,通过固定权数加权算术平均数指数公式计算大类指数:

$$K_{l} = \sum_{j=1}^{J} K_{jl} \frac{w_{jl}}{\sum_{j=1}^{J} w_{jl}}, \tag{10}$$

其中,j 表示中类序号$(j=1,2,\cdots,J)$,l 表示大类序号,w_{jl} 表示第 j 个中类在第 l 个大类中的固定权重。

（四）中药材价格总指数

在中药材大类交易价格指数的基础上,使用大类中药材基期交易量占比加调整得到的固定权重,通过固定权数加权算术平均数指数公式计算中药材价格总指数:

$$K = \sum_{l=1}^{L} K_{l} \frac{w_{l}}{\sum_{l=1}^{L} w_{l}}, \tag{11}$$

其中,l 表示大类序号$(l=1,2,\cdots,L)$,w_{l} 表示第 l 个大类的固定权重。

三、广西中药材价格指数分类方法

考虑到中药材市场的实际情况,广西中药材价格指数体系包含四个大类,包括桂十味、区域特色药材、道地药材和外来药材。然后每一种大类药材又包含着很多种中类药材,而中类药材根据中药材的规格不同,又划分为不同的小类。

对于桂十味的大类指数体系而言,其中包含肉桂、罗汉果、八角茴香、莪术、龙眼肉(桂圆肉)、山豆根、鸡血藤、鸡骨草、两面针以及地龙的中类中药材。而对于有的中类中药材还包含很多小类的中药材,比如罗汉果根据规格分为大个罗汉果、中个罗汉果以及小个罗汉果。而有的中类中药材只包含一种规格,此类中药材就不需要再分为小类中药材。

对于区域特色药材的大类指数体系而言，包含穿心莲、肿节风（草珊瑚）、青蒿、粉葛、五指毛桃、山银花、砂仁、槐米、广金钱草、田七（三七）、天冬、钩藤、橘红、厚朴、灵芝、何首乌、铁皮石斛、绞股蓝、杜仲、扶芳藤、金樱子（根）、功劳木、百部、滑石粉、山药、茉莉花、姜黄、益智仁、蛤蚧，共 48 种中类中药材。而对于有的中类中药材还包括很多小类中药材，比如田七（三七）包含 40 头春七、60 头春七、80 头春七以及 120 头春七共四种小类中药材。而有的中类中药材只包含一种规格，此类中药材就不需要再分为小类中药材。

对于道地药材的大类指数体系而言，包含郁金、凉粉草、桂枝、佛手、淡竹叶、山楂、泽泻、海螵蛸、草豆蔻、苏木、土茯苓、僵蚕、葛花、墨旱莲、田基黄、鸦胆子、狗脊、决明子、骨碎补、海马、金果榄、南板蓝根、吴茱萸、岗梅根、溪黄草、银杏叶、牡蛎、千层塔以及木蝴蝶共 40 种中类中药材。同样的，对于有的中类中药材包括了很多小类中药材，比如吴茱萸根据规格的不同可以分为大花、中花以及小花三种小类中药材。

对于外来药材的大类指数体系而言，包含胖大海、肉豆蔻、乳香、没药、广豆根、巴戟天、槟榔、苏合香、沉香、檀香、丁公藤、千年健、黄藤、草果、豆蔻、诃子、鸡蛋花、大风子、香叶、胡椒、海风藤、仙茅、琥珀、玳瑁、玛咖、辣木籽、东革阿里、大青叶、三叉苦、蔓荆子、番泻叶以及马钱子共 32 类中类中药材。具体分类内容见表 5-1。

表 5-1　广西中药材价格指数各类划分方法极其权重

大类	大类权重	中类	中类权重	小类	小类权重
桂十味	0.133	肉桂	0.106	官桂 广西	0.500
				板桂 广西	0.500
		罗汉果	0.040	大个 广西	0.333
				中个 广西	0.333
				小个 广西	0.333
		八角茴香	0.176	统 广西	1.000
		莪术	0.132	统片 广西	1.000
		龙眼肉（桂圆肉）	0.066	炕 广西	0.800
				晒 广西	0.200
		山豆根	0.053	统个 广西	1.000
		鸡血藤	0.176	统片 进口	1.000

（续表）

大类	大类权重	中类	中类权重	小类	小类权重
		鸡骨草	0.053	大叶全草 广西	1.000
		两面针	0.132	双面混装 广西	1.000
		地龙	0.066	全开 广西	0.800
				统 广西	0.200
		穿心莲	0.053	全草 广西	1.000
		肿节风(草珊瑚)	0.043	全草 广西	0.500
				统 进口	0.500
		青蒿	0.053	全草 较广	1.000
		粉葛	0.029	大丁 广西	0.750
				中心丁 广西	0.188
				小丁 广西	0.062
		五指毛桃	0.053	根 广西	1.000
		山银花	0.005	马山花 广西	1.000
区域特色药材	0.329	砂仁	0.043	壳砂统 国产	0.500
				壳砂统 进口	0.500
		槐米	0.043	统 安徽	0.500
				青 安徽	0.500
		广金钱草	0.021	全草统 广西	1.000
		田七(三七)	0.070	40 头春七 云南	0.076
				60 头春七 云南	0.308
				80 头春七 云南	0.308
				120 头春七 云南	0.308
		天冬	0.027	小 广西	0.200
				大 广西	0.800
		钩藤	0.021	含钩80% 湖南	1.000
		橘红	0.043	七爪 广东	0.500
				五爪 广东	0.500
		厚朴	0.059	枝皮 四川	0.091
				板皮 四川	0.909

（续表）

大类	大类权重	中类	中类权重	小类	小类权重
		灵芝	0.011	统 安徽	0.500
				统 山东	0.500
		何首乌	0.043	家种统片 广东	0.500
				野生统片 较广	0.500
		铁皮石斛	0.007	统条 云南	0.750
				铁皮枫斗 云南	0.250
		绞股蓝	0.021	统 安徽	1.000
		杜仲	0.053	中板皮 西南	1.000
		扶芳藤	0.021	统	1.000
		金樱子(根)	0.053	统个 江西	1.000
		功劳木	0.053	统片 西南	1.000
		百部	0.043	统 湖北	0.500
				统 进口	0.500
		滑石粉	0.021	粉 较广	1.000
		山药	0.027	米条统 广西	0.200
				毛条统 广西	0.800
		茉莉花	0.053	统 广西	1.000
		姜黄	0.002	统 广西	1.000
		益智仁	0.021	仁 海南	1.000
		蛤蚧	0.005	大 广西	0.333
				中 广西	0.333
				小 广西	0.333
		郁金	0.029	统个 广西	1.000
		凉粉草	0.029	统 广西	1.000
		桂枝	0.073	小片 广西	1.000
道地药材	0.241	佛手	0.032	统片 广东	0.077
				统片 四川	0.923
		淡竹叶	0.029	统 广西	1.000

（续表）

大类	大类权重	中类	中类权重	小类	小类权重
		山楂	0.102	手工统片 山东	0.286
				机切统片 山东	0.714
		泽泻	0.007	统 广西	1.000
		海螵蛸	0.015	统 浙江	0.500
				选 山东	0.500
		草豆蔻	0.066	统 海南	0.444
				统 进口	0.444
				统 广西	0.111
		苏木	0.029	统 进口	1.000
		土茯苓	0.073	统片 湖南	1.000
		僵蚕	0.029	统 广西	1.000
		葛花	0.007	统 广西	1.000
		墨旱莲	0.029	全草统 河北	1.000
		田基黄	0.029	统 较广	1.000
		鸦胆子	0.002	统 较广	1.000
		狗脊	0.007	统片 广西	1.000
		决明子	0.100	统 安徽	0.024
				统 进口	0.976
		骨碎补	0.029	统 西南	1.000
		海马	0.007	统 广东	0.333
				中 广东	0.333
				小 广东	0.333
		金果榄	0.002	统 西南	1.000
		吴茱萸	0.039	大花 湖南	0.188
				中花 江西	0.750
				小花 江西	0.063
		溪黄草	0.029	统 两广	1.000
		银杏叶	0.097	统 江苏	1.000
		牡蛎	0.073	统 山东	1.000

（续表）

大类	大类权重	中类	中类权重	小类	小类权重
		千层塔	0.005	小叶 四川	0.500
				大叶 贵州	0.500
		木蝴蝶	0.029	统 广西	1.000
		胖大海	0.012	长果 进口	0.500
				圆果 进口	0.500
		肉豆蔻	0.006	统 广西	1.000
		乳香	0.030	统 进口	0.800
				珠 进口	0.200
		没药	0.030	胶质 进口	0.200
				天然 进口	0.800
		广豆根	0.024	统个 广西	1.000
外来药材	0.296	巴戟天	0.030	中肉 广东	0.200
				小肉 广东	0.200
				肉统条 广东	0.200
				标头肉 广东	0.200
				大肉 广东	0.200
		槟榔	0.024	统片 进口	1.000
		苏合香	0.002	统 海南	1.000
		沉香	0.004	统 进口	0.500
				统 国产	0.500
		檀香	0.004	药用统 进口	0.500
				统 海南	0.500
		丁公藤	0.006	统 较广	1.000
		千年健	0.024	统 广西	1.000
		黄藤	0.006	统片 越南	1.000
		草果	0.089	带柄统 云南	0.667
				无柄选 云南	0.067
				统 进口	0.267
		豆蔻	0.024	统 进口	1.000

(续表)

大类	大类权重	中类	中类权重	小类	小类权重
				肉 云南	0.143
				金云南	0.143
		诃子	0.014	统 云南	0.143
				带壳统 进口	0.429
				肉统 进口	0.143
		鸡蛋花	0.024	统 印尼	1.000
		大风子	0.024	统 进口	1.000
		香叶	0.024	统 进口	1.000
				统白椒 海南	0.222
				6两黑椒 进口	0.222
		胡椒	0.356	5.8两黑椒 进口	0.222
				统白椒 印尼	0.167
				统白椒马来西亚	0.167
		海风藤	0.024	统片 西南	1.000
		仙茅	0.024	统 进口	1.000
		琥珀	0.024	统 进口	1.000
		玳瑁	0.002	统个 进口	1.000
		玛咖	0.006	黄统 云南	1.000
		辣木籽	0.002	统 进口	1.000
		东革阿里	0.006	黄统	1.000
		大青叶	0.059	统 较广	1.000
		三叉苦	0.059	统 广西	1.000
				统 江西	0.200
		蔓荆子	0.010	统 进口	0.600
				统 广西	0.200
		番泻叶	0.024	统 进口	1.000
		马钱子	0.006	统 进口	1.000

▍第三节　编制广西中药材价格指数的实践 ▍

一、价格数据采集

（一）广西中药材价格指数中小类的采价

广西中药材价格的发布频率为月度，以月度平均价格的加权平均计算。选择基期小类中药交易价格加权算术平均数作为基期小类价格，选择小类中药交易价格加权算术平均数作为报告期小类价格。其公式是：

$$K_{ijl} = \frac{p_{ijl}^1}{p_{ijl}^0}, \tag{12}$$

其中，i 为小类序号，j 为中类序号，l 为大类序号。

（二）广西中药材价格指数中类与大类的采价

1. 中药材采价单位的选择　为保证采价信息的稳定性、权威性和准确性，中药材的采价会考虑以下几个方面的单位。

（1）中药材生产区域的单位。中药材的价格受到生产地区的气候、土壤、种植技术等因素的影响。因此，选择中药材生产区域作为考察单位，可以更加准确地反映中药材的价格变化。

（2）批发市场的单位。中药材的交易主要是通过批发市场进行的，批发市场的价格变化可以反映中药材的供求关系和市场行情。因此，选择批发市场作为考察单位，可以更加准确地反映中药材的价格变化。

（3）中药制剂生产企业的单位。中药制剂是中药材的深加工产品，其价格受到原材料价格、生产成本、市场需求等多方面因素的影响。因此，选择中药制剂生产企业作为考察单位，可以更加准确地反映中药制剂的价格变化。

2. 现货价格信息采价方案　对于中药材价格指数的编制，我们采用完善的价格采集体系，如图 5-1 所示。

（1）数据采集方式。数据采集方式包括企业统计人员报送和数据采集员调查两种。企业统计人员为数据采集样本企业自有职员，是由样本企业指定的、定期报送中药材价格指数相关基础数据的人员。企业统计人员报送方式适用于样本企业管理较规范，对数据采集比较配合的企业，能较好完成数据的主动报送。数据采集员为直接面向样本采集企业进行定期数据采集的专职的数据采集工作人员。

（2）基础数据采集报送和调查渠道。传统的传真和电话报送采集渠道、网络电

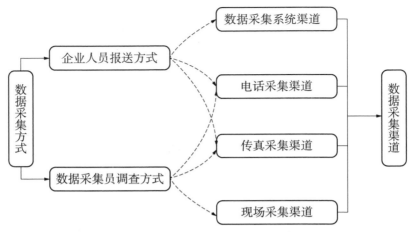

图 5-1　中药材价格信息采集方式和采集渠道

子邮件报送采集渠道、专用数据采集系统直接填报渠道、数据采集员现场调查采集渠道等。

二、指数基期选择

基期是指计算价格指数时作为对比基础的时期。"广西中药材价格指数"的基期确定是一个重要的问题,有待对数据进行考察后确定。基期的确定主要考虑以下因素。

(1)基期要选择中药材价格指数的某一个时期,并加以固定。

(2)基期的选择是交易价格、交易量相对稳定的时期。

(3)基期的选择要考虑交易价格资料的完备性和可得性。

基于 2021 年 1 月—2023 年 6 月的大类广西中药材数据绘制价格走势图(见图 5-2、5-3、5-4、5-5),四个大类中药材的价格在 2021 年 1 月时的价格相对较稳

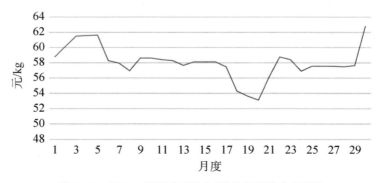

图 5-2　2021—2023 年"桂十味"月度平均价格变化

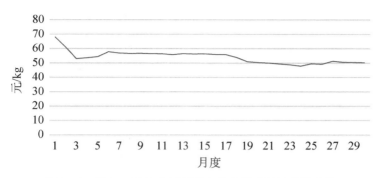

图 5‑3 2021—2023 年区域特色药材月度平均价格变化

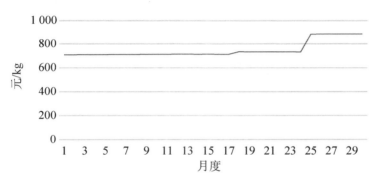

图 5‑4 2021—2023 年道地药材月度平均价格变化

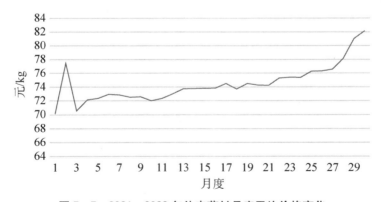

图 5‑5 2021—2023 年外来药材月度平均价格变化

定,并且在 2021 年 1 月和 2023 年 6 月的范围内,四大类中药材价格的价格在 2021 年 1 月附近波动,因此确定将 2021 年 1 月的平均价格作为基期。

三、基点确定

基点是指基期的指数点位。将指数的基点定为 1 000 点是国际市场惯例,当指数波动较小时,用较小的"千分点"作为计量单位,可以更灵敏和直观地反映指数变化的走势。据此,设计方案将"中药材指数"基点确定为 1 000。

四、中药材价格指数权重计算方法

中药材价格指数中,对权重的处理思路是,由基期交易量在分级分类中药材中的占比得到固定权重。具体处理为:明确每类权重之和为 100%;按照从小类到大类的顺序确定权重。

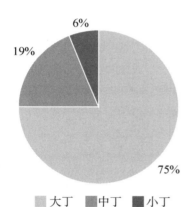

图 5-6 区域特色药材粉葛的小类分类权重

1. 小类权重 小类权重是指小类中药材价格指数编制公式:

$$K_{jl} = \sum_{i=1}^{I} K_{ijl} \frac{w_{ijl}}{\sum\limits_{i=1}^{I} w_{ijl}},\qquad(13)$$

其中,w_{ijl} 小类权重按照小类的实际交易量来计算获得稳定的固定权重。比如区域特色药材中的粉葛,包含着大丁、中丁、小丁的小类分类,然后根据各自的销售量计算权重,如图 5-6 所示,大丁、中丁、小丁的权重分别为 0.75,0.19 和 0.06。

2. 中类权重 中类权重是指中类中药材价格指数编制公式:

$$K_{l} = \sum_{j=1}^{J} K_{jl} \frac{w_{jl}}{\sum\limits_{j=1}^{J} w_{jl}},\qquad(14)$$

其中,w_{jl} 中类权重按照中类的实际交易量来计算获得稳定的固定权重。比如桂十味大类中药材包含着肉桂、罗汉果、八角茴香、莪术、龙眼肉(桂圆肉)、山豆根、鸡血藤、鸡骨草、两面针以及地龙的中类中药材,根据各自的销售量计算相应的固定权重,如图 5-7 所示。

3. 大类权重 大类权重是指大类中药材价格指数编制公式:

$$K = \sum_{l=1}^{L} K_{l} \frac{w_{l}}{\sum\limits_{l=1}^{L} w_{l}},\qquad(15)$$

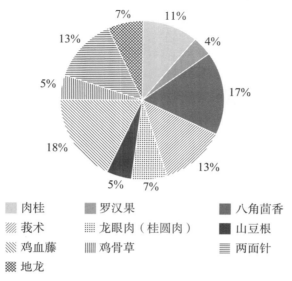

图 5-7　桂十味的中类分类权重

其中，w_l 大类权重按照大类的实际交易量来计算获得稳定的固定权重。中药材价格总指数包含了桂十味、区域特色药材、道地药材以及外来药材四大类的中药材，因此我们计算各大类的总销售量来计算相应的大类权重，分别为 0.13、0.33、0.24 以及 0.30，具体如图 5-8 所示。

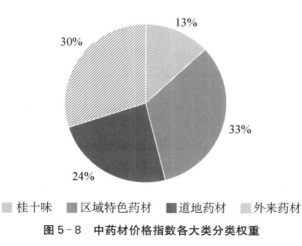

图 5-8　中药材价格指数各大类分类权重

五、编制中若干问题的处置方案

对广西中药材价格指数编制过程可能出现问题，提出预处理方案。

（1）对于小类的基期缺价处理，我们采用使用前一期和后一期的平均价格来进行替代。而对于第一期或者最后一期的缺价现象，我们采用线性插补的方式来进行补充。这个方法可以避免在指数编制过程中出现数据缺失的问题，同时确保指数计算的准确性和连续性。

（2）对于权重的调整，建议每两至三年调整一次权重。如果消费者倾向于购买价格相对下跌的中药材，减少购买价格相对上涨的中药材，那么当报告期离权重所在年份较远的时候，Laspeyres 指数会出现向上的偏差。当中药材存在替代趋势的时候，无论使用月度权数还是年度综合权数不能从根本上解决问题，当报告期离基期较远时，替代效应造成的影响仍然会显现出来。因此，定期调整权重可以更准确地反映市场消费者的购买习惯，确保指数计算的准确性和连续性。

第四节　中药价格指数发布平台

一、建设原则

1. 确保信息准确、全面和系统　中药价格指数发布平台的建立是为了全面、客观、及时地描述中药市场价格变化的走势和变化幅度，因此该平台的建立必须具有科学性，包括信息平台的总体设计以及各个功能模块的功能实现。尤其是基础数据信息，它是形成数据库的基础，是整个平台的基础，也是系统各种功能实现的依据，因此，数据采集标准和采集途径一定要建立在科学性的基础上，以确保所采集数据的准确性、全面性、系统性。

2. 便于操作、管理和维护　平台建设要满足节约经费、易于管理、方便操作的原则。建成后的中药价格指数发布平台要提供简单、灵活的运行界面和方便有效的管理界面。一方面要简单易用，尽量减少人工录入量，提高数据准确性；另一方面，平台要能够对操作人员的一些错误操作进行自动识别、归纳并提醒数据录入员可能存在的偏差，即具有较强的适应性。

3. 具备开放性和可扩展性　选择支持国际标准的平台开发类型、系统结构和技术方案，支持跨平台跨应用的移植，使平台的硬件环境、软件环境、通信环境相互间依赖程度减至最小。一方面保证用户将来根据需要，进行灵活的软件升级和系统扩容。另一方面，为信息系统生成的指数信息提供输出接口，充分考虑到将来网络扩充的可行性，能够解决指数发布到其他相关信息平台上的问题。

4. 保证可靠、安全和稳定　在设计上要充分考虑到提供安全可靠的技术和管理方式，系统必须保证其工作的高可靠性和高稳定性，保证常年的运行。

二、建设目标

依据现有的条件,按照中药价格指数发布平台的总体思路和建设原则,其建设目标如下。

(1)建设中药价格指数基础数据录入平台,实现对中药价格的基础数据的采集和录入;

(2)建设中药价格指数计算平台,实现对中药价格指数的自动生成和计算;

(3)建设中药价格指数综合分析和查询系统,实现对中药价格指数的综合分析与查询;

(4)建设中药价格指数服务系统,利用网站等方式为政府管理部门、中药供给方、中药需求方提供价格指数信息服务。

三、总体架构设计

平台总体架构设计主要是指子系统的划分。子系统的划分应该遵循一定的原则,如:子系统要具有独立性;子系统之间的数据依赖性要尽量小;子系统划分的结果应使数据冗余较小;子系统的设置应考虑今后系统管理发展的需要;子系统的划分应便于分阶段实现等。

根据中药价格指数的编制要求开发专门的信息系统,以确保该指数的编制与发布自动化、信息化。指数信息系统主要包括“用户管理系统”“数据信息录入”“指数信息生成”“指数信息查询”“指数信息综合分析”“指数信息发布”“指数管理”等。主要功能结构图如图 5-9 所示。

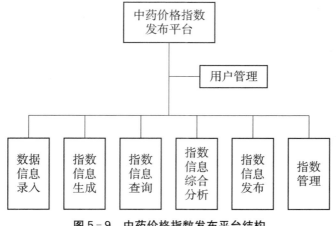

图 5-9　中药价格指数发布平台结构

该系统的用户分为内部人员(平台管理员)和外部人员(中药贸易商、政府工作人员等)。用户在进入该系统平台时应首先通过用户识别界面,根据用户的不同身份,系统自动调用该用户权限范围之内的所有功能及数据库以供使用。不同身份级别的用户进入系统后所显示的界面与功能模块是不完全相同的,各用户只能在自己的权限之内进行相应的信息录入、发布或查询操作。

四、模块设计和功能说明

1. 数据信息录入　数据信息录入模块主要是为指数运营机构数据采集人员及企业统计人员向系统录入基础数据信息设置的。

2. 指数信息生成　指数信息生成模块的功能是为了将采集到的数据信息,按照相应的计算方法,自动计算生成需要进行发布的中药价格指数。

3. 指数信息查询　用于查询各类采集数据、指数计算中间数据、各类指数等信息。

4. 指数信息综合分析　指数信息综合分析子系统主要对系统计算生成的指标信息及指数信息运用数学统计分析方法,进行综合分析。

5. 指数信息发布　指数信息服务子系统主要是根据系统生成的各类指数信息及综合分析结果,包括向省、市等相关部门发布的指数数据,以及为指数发布网站提供的数据。主要功能模块参考指数综合分析方案确定。

6. 指数管理　用于提供本系统内的各类系统管理和数据管理工具,如数据的纠错性维护、数据一致性检查等。

五、平台内容

(1)为保证中药价格指数安全高效运行,更好地发挥服务地方经济、服务社会、服务民生的作用,应按照“无限扩散、随机修改、灵活运用、保障安全”的研发理念开发指数发布平台。指数平台应实现指数数学模型后台自动计算、指数数据展示、指数曲线生成、新闻和交易信息发布、指数数据分析与预测、数据的深度挖掘与利用等功能;

(2)平台包含企业简介、价格中心、指数中心、行业动态、专家点评等栏目,借助影像、声音、图片、文字等多种形式,为企业宣传、信息发布提供了立体化、多样化的展示平台;

(3)根据平台运行规则,系统于每天上午8点自动完成数据上报,自主完成指数运算并生成曲线;

(4)曲线生成后,在中药价格指数相关发布平台进行发布。

六、展望

我们将继续按照指数编制总体工作方案要求,积极探索创新工作思路,通过信息源优化、分析工具强化、协同配合强化等措施，从源头保障指数的真实性、合理性、客观性和科学性，不断提高中药价格指数运行质量，使中药价格指数真正成为中药发展变化的"晴雨表"，全面、客观、及时地描述中药市场价格变化的走势和平均变化幅度。为国家调控市场、企业生产经营决策、相关研究机构分析中药市场变化，提供量化的工具指标，并作为制定调整经济政策、组织企业生产经营决策的重要参考。最终将中药价格指数编制成为全国一流指数，为健全国家价格指数体系贡献一份力量。

七、政策建议

中药材作为中药产品的基础原料，是关系国民健康的特殊商品，其价格上涨不仅影响到群众用药需求和用药安全，还会对产业链上的各主体带来无法回避的不利影响。为保障中药材市场平稳运行，避免价格剧烈波动，提出以下建议。

第一，提高中药材市场信息的透明度。通过收集和发布中药材种植、价格以及交易等相关信息，搭建药农、药商和药厂三者之间的信息沟通的桥梁、畅通沟通渠道，提高中药材市场信息的透明度从而保障中药材价格基本稳定。建立透明的市场监测和报告机制，及时公布价格指数和市场信息，以确保市场参与者能够了解市场情况。在此基础上，通过借助现代信息技术建立中药材电子商务平台，实现中药材产销双方的无缝衔接，促进双方网上签约，减少交易中间环节，压缩流通成本。

第二，建立中药材价格监测调整机制。首先应联合多部委建立中药材价格监测调整机制，完善中药材价格领域的相关政策法规，明确重点检测的品种和指标。其次，严惩中药材炒作行为。联合各地的市场监管部门对中药材市场实行监测，重点收集市场异常交易信息，强化市场监管，打击价格操纵和虚假信息传播，确保市场交易公平合规，按照政策法规对囤积、炒作等行为进行处理。此外，政府可制定相应的价格指导政策，对某些重要的中药材品种制定指导价，以引导市场价格的合理波动。在市场价格出现大幅波动时，可以适度调整指导价，以保护农民利益和市场稳定。针对价格异常波动，可以采取一定的价格干预措施，如临时性的价格补贴或暂停出售等。在价格上涨过快或过低时，可适度调整政策措施，平衡市场供需。

第三，建立中药材价格监测预警平台。设计中药材市场价格波动的预警指标，包括价格涨幅、库存量、季节性变动等，并根据历史数据和市场情况，制定不同级别的预警标准，针对不同风险等级的事项发出不同的警报，提示中药材的生产经营决策者警惕市场风险。这一过程需综合运用信息技术、数据分析和市场监测知识，以实现对中药材市场的全面监控和预警。平台的设计和实施应当根据中药材市场的特点和需求进行定制化。

第六章 指数运行效果的实证分析及应用

本章通过实证分析说明所提出的广西中药材价格指数的实证效果,并给出该价格指数的若干应用。

▌ 第一节 广西中药材价格指数走势分析 ▌

一、广西中药材价格指数变化走势

通过使用第五章编制的广西中药材价格指数,给出 2021 年 1 月—2023 年 6 月的指数走势图。如图 6 - 1 所示,2021 年以来,广西中药材价格总体趋势从 2021 年 1 月到 2022 年 6 月迎来持续的增长,而在 2022 年中旬到 2023 年初价格出现明显下滑,在 2023 年之后才逐渐迎来回升。

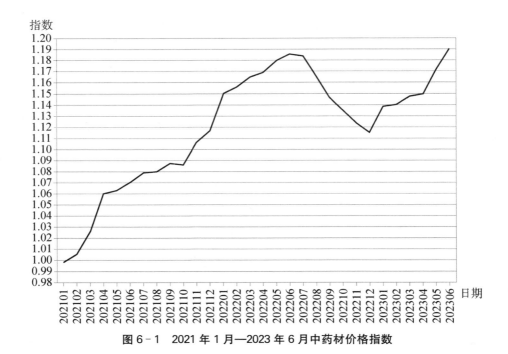

图 6 - 1 2021 年 1 月—2023 年 6 月中药材价格指数

中药材价格主要受国际经济形势、疫情因素和市场供求关系的影响。其中供求关系是影响中药材价格的决定性因素。

（一）全球经济形势

首先，在全球性通货膨胀背景下，2021 年全球大宗商品生产者价格指数整体走高，5 月、10 月出现两个波峰，其中 10 月份同比涨幅高达 31.28%，创下近 10 年新高。监测国际食品商品价格每月变化的联合国粮农组织食品价格指数（FFPI），2021 年 11 月均值为 134.4 点，环比涨幅 1.2%，但同比涨幅高达 27.3%；在分项指数中，11 月谷物和乳制品的涨幅最大，全球粮价再刷 10 年新高；其次是糖类和食用油等。这意味着后疫情时代，可能引发粮食供给危机，饥荒人口将大幅上升。

另外，在新冠疫情和经济下行双重夹击下，美元连续超发，深度影响美国自身和全球经济，从而诱发全球性通货膨胀。据美国劳工统计局数据，截至 2021 年 12 月 10 日，美国通胀率同比增长 6.8%，达到了近四十年来的新高。美元超发诱发的全球性通货膨胀，是导致 2021—2022 年中药材价格连续上涨的核心因素。但从整体趋势看，随着美元加息，2022 年全球性通胀可能出现前高后低、总体回落的特征。这也同我们的中医药资源价格指数在 22 年先上涨后回落的变化趋势相对应。同时，压力会从上游向中下游转移，预计 2022 年大宗商品和供应链紧张格局较 2021 年将有所缓解。

（二）疫情因素

全球新冠疫情的反复变化也对中医药资源价格有着显著的影响。截至 2021 年年底，新冠疫情已造成 530 多万人口死亡。特别是到 2021 年冬天，欧美等主要经济体疫情加剧，全球经济复苏再度受阻。疫情之下不仅全球正常的生产贸易活动受到严重影响，造成全球经济下行和衰退，市场恐慌情绪扩散，而且疫情冲击了全球产业链和供应链，造成多种工业品、药品的供给紧张，原料价格上涨。这也是中药材价格在 2021—2022 年上半年持续上涨的原因之一。然而在 2022 年疫情随着第二季度北半球天气转暖，以及民众对疫情下新生活方式的适应，疫情对全球经济的影响将逐渐钝化，呈现前高后低、逐步减弱的态势。因此在 22 年后半年的价格指数出现短暂回落的趋势。

对我国而言，一方面，外部疫情影响会通过投资、金融、产业链、进出口贸易、人员跨境流动等渠道，对我国疫情管控和经济增长带来新挑战；另一方面，进一步增强了我国全球工业中心的地位。而独特的疫情防控体系和中西医结合治疗方式，也让中国成为全球应对疫情的典范。

（三）市场供求因素

从供给的角度,全球变暖影响下,2022年,全球面临粮食短缺问题的同时,欠发达地区爆发了大规模饥荒。在此背景下,一方面,国内遏制"非农化""非粮化"政策意愿加强,确保主粮生产,从而降低中药材等农副产品生产积极性,持续数年的中药材生产过热得到降温,大枣、人参、西洋参、三七等大宗中药材"与粮争地"现象得到缓解;另一方面,倒春寒、旱涝灾害和冰雪低温,对2022年的中药材生产再次造成伤害,从而导致部分品种减产。

从需求的角度,经历了十年以来国家政策对于中医药产业的大力扶持所带来的增长期之后,中医药产业的需求迎来了滞涨期。一方面,市场竞争剧烈;另一方面,中医药质量严管力度不断加强,处罚和消费者赔付加重,国内中药企业平均利润率只有4.5%左右。而2021年中药材原料、包材和劳动力成本的大幅上涨,对本已濒临困境的中药企业而言更是雪上加霜,虽然整体营收水平较2020年明显增长,但原料消耗量同比下滑3.69%左右。2022年,在中药材原料价格仍处于高位背景下,中药饮片消费需求预计将受到抑制,继续呈现营收水平与销售量背离的反常现象。这也使得中药价格在2022年下半年出现了下降的态势。

二、广西中药材价格指数同步性检验

（一）数据说明

将广西中药材价格指数与康美·中国中药材价格指数、中国·成都中药材价格指数和中药材天地网价格指数进行比较,见表6-1。取这些数据的共同区间(2021年1月—2023年6月)共90个数据,利用Eviews软件进行同步性分析。

表6-1 同步性分析数据来源

数 据	代码	日期区间
广西中药材价格指数	ZYERB02	2021.01—2023.06
康美·中国中药材价格指数	ZKHERB02	2021.01—2023.06
中国·成都中药材价格指数	ZCHERB02	2021.01—2023.06
中药材天地网价格指数	ZTHERB02	2021.01—2023.06

首先对这4个时间序列的平稳性进行检验。ADF检验零假设是:存在一个单位根,当P值很小时推翻零假设,认为该序列不存在单位根,即该序列是平稳的。根据回归方程中各项系数的显著性来选择合适的模型,一般情况下只要其中有一个

模型拒绝了零假设,就可以认为时间序列是平稳的。这里取显著性水平为5%,由表6-2所示四个指数原序列是非平稳的。于是依据这四个时间序列呈现的自相关特点,我们选择对四个时间序列进行二阶差分进行平稳性检验。检验结果如表6-3所示。

表6-2　指数原序列平稳性检验

数　据	代　码	平稳性	P 值
广西中药材价格指数	ZYERB02	非平稳	0.4888
康美·中国中药材价格指数	ZKHERB02	非平稳	0.9715
中国·成都中药材价格指数	ZCHERB02	非平稳	0.9178
中药材天地网价格指数	ZTHERB02	非平稳	1.0000

表6-3　二阶差分后指数序列平稳性检验

数　据	代　码	平稳性	P 值
广西中药材价格指数	ZYERB02	平稳	0.0000
康美·中国中药材价格指数	ZKHERB02	平稳	0.0001
中国·成都中药材价格指数	ZCHERB02	平稳	0.0000
中药材天地网价格指数	ZTHERB02	平稳	0.0074

(二) 检验原理

1. 平稳性检验　当我们对某个时间序列进行回归分析时,总是假设该序列是平稳的。然而,在现实中,我们研究的很多时间序列,尤其是经济、金融时间序列,它们并不是平稳的。如果仍用传统计量方法对两个时间序列进行回归分析,就会出现伪回归,即对两个不存在线性关系的时间序列进行回归却得出了回归方程,这里涉及接下来要解释的协整检验。

单位根检验是检验时间序列是否为平稳序列的方法。常用的一种方法是 ADF 检验法。若检验所得的 ADF 值大于临界值(即 P 值小于 0.05),则接受原假设,认为该时间序列是不平稳的;若检验所得 ADF 值小于临界值(即 P 值大于 0.05),则拒绝原假设,认为该时间序列是平稳的。若该时间序列经过 d 次差分后变成了平稳序列,则称该序列为 d 阶单整序列,用 $I(d)$ 表示。

ADF 的具体方法是估计回归方程:

$$\Delta Y_t = Y_t - Y_{t-1} = \alpha + \beta_t(\rho - 1)Y_{t-1} + \sum_{j=1}^{p} \lambda_j \Delta Y_{t-j} + u_t, \tag{1}$$

其中,Y_t 为原始时间序列,t 为时间趋势项,Y_{t-1} 为滞后 1 期的原始时间序列,ΔY_t 为一阶差分时间序列,ΔY_{t-j} 为滞后 j 期的一阶差分时间序列,α 为常数,β_t、ρ、λ_t 为回归系数,p 为滞后阶数,u_t 为误差项。

2. **协整检验** 在现实中,有的时间序列虽然是不平稳的,但它们可能受到某些共同因素的影响,从而存在一种长期稳定的关系,我们称这种平稳的关系为协整关系。协整的作用是检验它们的回归方程所描述的因果关系是否是伪回归的,即因果关系是否真实存在。只有当两个时间序列是同阶单整序列时,才可能存在协整关系。同阶单整是指两个时间序列同为 d 阶单整序列。因此在对两时间序列协整关系进行检验之前,需要先用 ADF 检验法分别对它们以及它们相应的同阶差分序列进行单位根检验。

检验几个时间序列之间是否存在协整关系的方法有 Johansen 检验法等。若检验两个时间序列的协整关系,可以采用 EG 两步检验法[1]:

第一步:用最小二乘法(OLS)估计两序列 x_t 和 y_t 间的回归方程:

$$y_t = \alpha + \beta x_t + v_t, \tag{2}$$

得到回归方程:

$$\hat{y}_t = \hat{\alpha} + \hat{\beta} x_t \tag{3}$$

则残差序列的估计值为:

$$\hat{v}_t = y_t - \hat{y}_t, \tag{4}$$

第二步:检验 $\hat{v}_t$ 的平稳性。若 $\hat{v}_t$ 为 I(0),即原序列是平稳序列,则 x_t 和 y_t 之间具有协整关系;反之,则不存在协整关系。

3. **格兰杰因果关系检验** 格兰杰因果检验模型作为一种计量经济分析工具,可以从统计意义上检验变量之间的因果关系。格兰杰因果关系在计量经济学上是指:欲判断 X 是否引起 Y,即 X 的变化是否是 Y 变化的原因,则考察 Y 的当前值在多大程度上可以由 Y 的过去值解释,然后考察加入 X 的滞后值是否能改善解释程度。如果 X 的滞后值有助于改善对 Y 的解释程度,则认为 X 是 Y 的格兰杰因。

[1] 于俊年.计量经济学[M].北京:对外经济贸易大学出版社,2007:365-370.

格兰杰因果关系检验要求建立相应的 VAR 模型如下：

$$Y_t = \sum_{i=1}^{m} \alpha_i X_{t-i} + \sum_{i=1}^{m} \beta_i Y_{t-i} + \mu_{it} \tag{5}$$

$$X_t = \sum_{i=1}^{m} \lambda_i Y_{t-i} + \sum_{i=1}^{m} \delta_i X_{t-i} + \mu_{2t} \tag{6}$$

格兰杰检验是通过构造 F 统计量，利用 F 检验完成的。对式（6）包含 X 滞后项的回归方程的残差平方和为 RSS_U，而不包含 X 滞后项的回归方程的残差平方和为 RSS_R，再计算 F 统计量：

$$F = (RSS_R - RSS_U) \times (N - 2n - 1)/RSS_U \times n \tag{7}$$

其中，n 为 X 的滞后项的个数，N 为样本容量。

如果计算的 F 值大于给定显著水平 α 下 F 分布相应的临界值 $F_\alpha(n, N - 2n - 1)$，则拒绝原假设，即认为 X 是 Y 的格兰杰因。

F 检验的结果主要分为四种情景讨论：①X 是引起 Y 变化的原因，即存在由 X 到 Y 的单向因果关系，α 整体不为零，λ 整体为零；②Y 是引起 X 变化的原因，即存在由 Y 到 X 的单向因果关系，α 整体为零，λ 整体不为零；③X 和 Y 互为因果关系，即存在由 X 到 Y 的单向因果关系，同时也存在由 Y 到 X 的单向因果关系，α 和 λ 整体不为零；④X 和 Y 是独立的，或 X 与 Y 间不存在因果关系，α 和 λ 整体为零。

格兰杰关于因果关系的定义是建立在 X 和 Y 都是平稳序列，即零阶单整的基础上的。如果 X 和 Y 不是平稳序列，则无法直接用格兰杰方法检验序列之间的因果关系。需要对 X 和 Y 的时间序列进行同阶差分变换，并对变换后的序列进行平稳性检验，通过平稳性检验后，即可以对同阶差分形式下的时间序列使用格兰杰方法来检验变量间的因果关系。下式为一阶差分形式下格兰杰因果检验中建立 VAR 模型：

$$Y_t = \sum_{i=1}^{m} \alpha_i \Delta X_{t-i} + \sum_{i=1}^{m} \beta_i \Delta Y_{t-i} + \mu_{1t} \tag{8}$$

$$X_t = \sum_{i=1}^{m} \lambda_i \Delta Y_{t-i} + \sum_{i=1}^{m} \delta_i \Delta X_{t-i} + \mu_{2t} \tag{9}$$

其中，ΔX_{t-i}、ΔY_{t-i} 为 X、Y 一阶差分序列滞后 i 期的值。

（三）检验结论

广西中药材价格指数，康美·中国中药材价格指数，中国·成都中药材价格指数，中药材天地网价格指数序列之间存在联动性，指数变动存在显著同步性。

广西中药材价格指数与康美·中国中药材价格指数之间的关系是:广西中药材价格指数与康美·中国中药材价格指数之间存在相对显著的协整关系。而且在10%的显著性水平下,广西中药材价格指数不是康美·中国中药材价格指数的格兰杰因,而康美·中国中药材价格指数是广西中药材价格指数的格兰杰因。说明两类指数之间存在长期均衡的关系,即长远角度来看可以对于两类中药价格指数的组合序列进行平稳向预测研究。而康美·中国中药材价格指数的变动会是广西中药材价格指数变动的原因之一。

广西中药材价格指数与中国·成都中药材价格指数之间的关系是:广西中药材价格指数与中国·成都中药材价格指数之间存在显著的协整关系。而且在10%的显著性水平下,广西中药材价格指数不是中国·成都中药材价格指数的格兰杰因,而中国·成都中药材价格指数是广西中药材价格指数的格兰杰因。两类指数之间也存在长期均衡的关系,从而对于两类中药价格指数的组合序列进行预测研究。而中国·成都中药材价格指数的变动也会是广西中药材价格指数变动的原因之一。

两类指数:康美·中国中药材价格指数与中国·成都中药材价格指数相对于广西中药材价格指数在涉及中药品种上涵盖更广,从而使得指数受到外界政策,环境的影响更为敏感,从而带动广西中药材价格指数的变化。

广西中药材价格指数与中药材天地网价格指数之间的关系是:广西中药材价格指数与中药材天地网价格指数之间存在显著的协整关系。但是在10%的显著性水平下,广西中药材价格指数不是中药材天地网价格指数的格兰杰因,而中药材天地网价格指数也不是广西中药材价格指数的格兰杰因。两类中药价格指数之间也存在长期均衡的关系,从而对于两类中药价格指数的组合序列进行平稳向预测研究。中药材天地网指数在编纂过程中涉及指数类型有综合指数、形态指数、功效类指数、区域类指数、来源类指数和用途类指数,使得价格指数的编制更为复杂,从而并不能有效解释与广西中药材价格指数的相互影响关系。

第二节　广西中药材价格指数的应用

一、中药材价格指数的价格发现功能

中药材价格指数可以反映中药市场的需求变动,上一节已经将广西中药材价格指数分别与康美·中国中药材价格指数、中国·成都中药材价格指数与中药材天地网价格指数做了相关检验,说明广西中药材价格指数与这三类指数均具有长期均衡

的关系。而这三类指数在很多权威机构认证下，均具有很好的价格反应功能。我们通过广西中药材价格指数和另外三个指数的相关性分析来说明该指数的反映功能，见表6-4。

表6-4　四家指数相关系数统计表

数据	广西中药材价格指数	康美·中国中药材价格指数	中国·成都中药材价格指数	中药材天地网价格指数
广西中药材价格指数	1.00	0.87	0.84	0.80
康美·中国中药材价格指数	0.87	1.00	0.98	0.90
中国·成都中药材价格指数	0.84	0.98	1.00	0.86
中药材天地网价格指数	0.80	0.90	0.86	1.00

从统计相关性来看，广西中药材价格指数和康美·中国中药材价格指数、中国·成都中药材价格指数以及中药材天地网价格指数均有很强的相关性。总体上来讲，四者走势基本一致，波动性不大，说明四者均能较好地反映市场供求和预期。并且从上节建立的ARIMA模型可以看出广西中药材价格指数在未来短期内呈上涨的趋势。因此所提出的价格指数与权威机构所沿用的以上三类中药材价格指数相结合，更能综合全面地反映中国当下中药材价格的变动趋势，从而采取更为及时和有效的措施使得中医药更快的地进入世界主流医学体系，并与之融合，显著提升中医药在国际传统医学领域的话语权和影响力。而中国作为世界重要的中药材生产国和消费国，综合全面的价格指数体系有利于中国对于定价权的争取，从而可以更好地维护本国产业利益、减少贸易摩擦。

二、广西中药材价格指数与宏观经济指标的关系

中药作为消费品，其价格的高低会对居民在其他消费品上产生影响，同时，价格也反映了国家对中药未来发展的预期。因此，此处探索两个问题：第一，广西中药材价格指数和居民消费价格指数，医疗保健类居民消费价格指数的关系；第二，广西中药材价格指数和经济景气指数之间的关系。

居民消费价格指数是度量消费商品及服务项目价格水平随着时间变动的相对数，反映居民购买的商品及服务项目价格水平的变动趋势和变动程度。中药的价格影响到全体居民消费的价格指数，尤其是医疗保健类居民消费价格指数。图6-2、6-3是分析2021年1月到2023年6月份数据得出的结果：

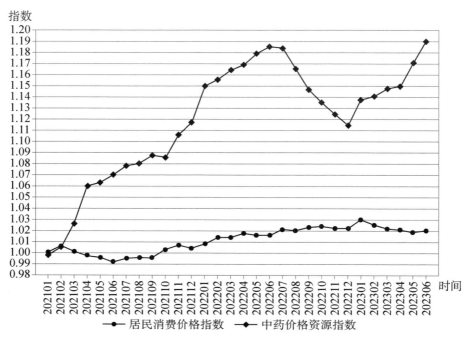

图 6-2 广西中药材价格指数和居民消费价格指数的关系

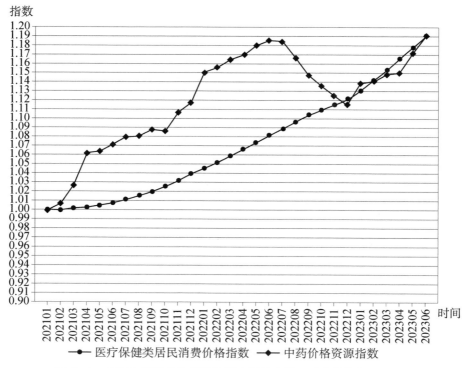

图 6-3 广西中药材价格指数和医疗保健类居民消费价格指数的关系

可以看到,居民消费价格指数以及医疗保健类居民消费价格指数与广西中药材价格指数的总体增长趋势相近,尤其是医疗保健类居民消费价格指数,且波动性较小,从统计特性来看,广西中药材价格指数和居民消费价格指数的相关系数为0.72,和医疗保健类居民消费价格指数的相关系数为0.75,说明广西中药材价格指数和医疗保健类居民消费价格指数之间有着密切的相关性。因此,中药相关行业的健康发展,权威性、客观性的中药材价格指数,可以及时、准确、科学的反映中药材市场价格水平及其变动趋势和幅度,都对居民的生活质量,消费水平有者显著的正向影响。

经济景气指数来源于企业景气调查,反映企业的生产经营状况、经济运行状况,预测未来经济的发展变化趋势。景气指数中有四个指标,预警指数(Early warning index)、一致指数(Coincident index)、先行指数(Composite Index of Leading Economic Indicators)、滞后指数(Lagging index)。此处通过下列分析图6-4、6-5、6-6和表6-5说明广西中药材价格指数和景气指数之间的关系。这里因为所取时间区间内的预警指数的数据不足,因此只分析广西中药材价格指数与一致指数、先行指数和滞后指数的关系。

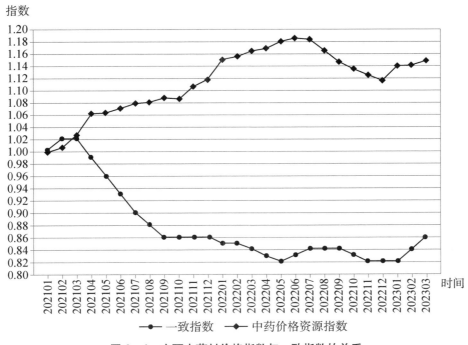

图6-4　广西中药材价格指数与一致指数的关系

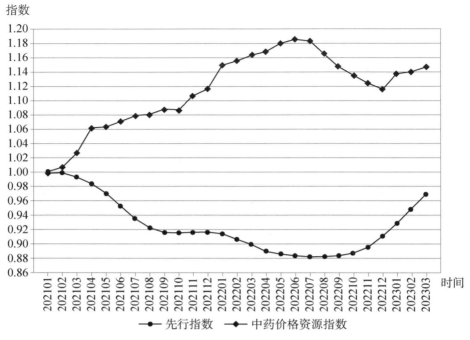

图 6-5　广西中药材价格指数与先行指数的关系

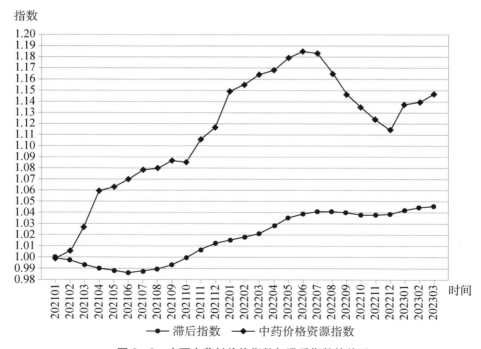

图 6-6　广西中药材价格指数与滞后指数的关系

表6-5　广西中药材价格指数与景气指数的相关系数

数据	广西中药材价格指数	一致指数	先行指数	滞后指数
广西中药材价格指数	1.00	−0.88	−0.83	0.78
一致指数	−0.88	1.00	0.88	−0.72
先行指数	−0.83	0.88	1.00	−0.57
滞后指数	0.78	−0.72	−0.57	1.00

从以上图表可以看出,先行指数、一致指数均与广西中药材价格指数呈负相关,滞后指数和广西中药材价格指数走势基本一致,呈正相关。广西中药材价格指数与一致指数的相关关系较强,相关系数达到−0.88,与滞后指数的相关关系最弱,为0.78。一致指数,先行指数和滞后指数的变动领先于广西中药材价格指数的变动。因此广西中药材价格指数在政府的宏观调控过程中可以充分发挥其市场监测功能,去及时了解中药材市场的交易现状及发展趋势,从而反映出交易市场的变化态势。同时广西中药材价格指数的信息咨询功能也体现了先行指标的优势,为中医药市场中的各方提供价格变动方向、行业整体发展趋势的重要信息。它的变动也体现了整个行业的短期发展前景,正如 ARIMA 模型的预测结果所示,可以看出短期内的中医药市场的发展态势良好。

三、中药材价格指数衍生品的开发

关于后续基于中药材价格指数衍生品的开发,建议在指数运行平稳和社会认可度高的背景下,可以适时推出至少三类产品:

1. 中药材价格指数期货品种　期货市场具有发现价格、管理风险和投资等基本功能。中药材价格指数作为反映中药价格市场总体走势的综合指数,适时推出其期货产品,将为投资者提供新的投资工具,进一步发挥期货市场功能。第一,该指数期货的推出使得医疗保健领域的期货种类更加多元化,有利于投资者顺应当下疫情与市场的风向,掌握更多的投资机会。第二,推出价格指数期货,有利于投资者进行资产配置并稳定中药材市场和价格,有助于控制企业和农民的生产成本与经营风险,提高资源配置效率从而稳定国民经济。第三,推出价格指数期货,有利于国际机构投资者参与我国商品期货市场,优化投资者结构,推动中医中药走向世界。

2. 中药材价格指数互换　可以仿照国际上关于大宗商品的互换产品,如石油互换、天然气互换、铁矿石互换等品种,设计出基于中药材价格指数的互换产品,采取价格指数交换固定价格,国内外指数交换等形式,以满足现货商和贸易商的需求。

3. 中药材价格指数 ETF 可以仿照商品指数 ETF、股票价格指数 ETF,适当时机推出中药材价格指数基金,通过基金稳定市场价格,满足现货市场和远期市场的投资交易。

四、中药材价格指数的管理和政策工具

中药材价格指数的提出需要完善相对应的管理工具和政策工具,同时以防价格上涨和操纵风险的发生,因此提出以下四点应对措施。

1. 透明度和监管体系的完善 中药材价格指数的提出需要建立透明的市场监测和报告机制,及时公布价格指数和中药材等市场信息,以确保市场参与者能够了解市场情况。同时需要强化中药材等市场监管,打击相关价格操纵以及虚假信息传播,从而确保市场的交易公平公正合规。

2. 反垄断政策的提出 相应在中药材市场实施一定的反垄断政策,以防止少数市场参与者垄断市场并操纵价格。同时鼓励市场竞争,减少垄断和寡头垄断企业出现的风险,从而保护消费者利益。

3. 贸易政策和进口措施的制定 政府管理部门需要调整相应关税和贸易政策,从而有助于稳定中药材市场供应和价格,并且鼓励合理的中药材进口,以满足国内市场的需求,减轻价格上涨压力。

4. 实施市场干预和价格管制措施 政府管理部门在市场供应紧张或价格异常波动时,可以考虑暂时性的市场干预措施,例如价格管制或政府干预市场供应,为避免过度干预,这些措施应当谨慎使用。

第三节 广西中药材价格指数的预测

利用 2021 年 1 月到 2023 年 6 月所搜集的 90 个月度数据为广西中药材价格指数建立 ARIMA 预测模型,以期对广西中药材价格指数的未来发展有初步的了解。本研究选择 ARIMA 模型,来对广西中药材价格指数进行预测,接下来对于模型的原理进行阐述。

一、ARIMA 模型原理

ARMA 模型(autoregressive and moving average model)是一种流行且广泛使用的时间序列预测统计方法。此模型是由 AR(auto regression)模型(自回归模型)

与 MA(moving average)模型(移动平均模型)为基础"混合"构成的。但是 ARMA 模型适用于平稳的时间序列,然而对于大多数的经济和金融时间序列,受到趋势、季节等一些随机因素的影响,会呈现出非平稳的特点,正如本研究的广西中药材价格指数。因此提出了适用于非平稳时间序列的建模方法:ARIMA 模型。相比于 ARMA 模型,ARIMA 模型是对非平稳时间序列进行了差分变换,从而对变换之后的平稳序列进行 ARMA 模型的建模分析。因此 ARIMA 模型表示为 ARIMA(p,d,q),其中 p 表示自回归 AR 模型的阶数,q 表示移动平均 MA 模型的阶数,d 表示达到平稳序列差分的阶数。

关于 ARMA 模型中的 AR 模型,表示了时间序列数据当前值 Y_t 与其过去的值有关,即用自身的历史时间数据对自身进行预测。p 阶 AR 模型表示为 AR(p),表达式如下:

$$Y_t = \varphi_1 Y_{t-1} + \varphi_2 Y_{t-2} + \cdots + \varphi_p Y_{t-p} \tag{10}$$

其中,φ_1 到 φ_p 是 AR 模型的参数,用来描述当前值与过去 p 个时间点值之间的关系。

MA 模型表示了时间序列数据当前值与过去时间点的误差值有关,即用自回归模型中的误差项来对当前值进行预测。q 阶 MA 模型表示为 MA(q),其表达式如下:

$$Y_t = u + \varepsilon_t + \theta_1 \varepsilon_{t-1} + \theta_2 \varepsilon_{t-2} + \cdots + \theta_q \varepsilon_{t-q} \tag{11}$$

其中,ε_t 是在 t 时间点的误差项,θ_1 到 θ_q 是 MA 模型的参数。u 在 MA 模型中代表长期趋势的均值,而在 ARIMA 模型中并不存在。在 ARIMA 模型中"预测长期趋势"这部分由 AR 模型来描述,因此 AR 模型替代了原本的 u。综上,ARMA 模型可以表示为:

$$Y_t = c + \varphi_1 Y_{t-1} + \varphi_2 Y_{t-2} + \cdots + \varphi_p Y_{t-p} + \theta_1 \varepsilon_{t-1} + \theta_2 \varepsilon_{t-2} + \cdots + \theta_q \varepsilon_{t-q} + \varepsilon_t \tag{12}$$

其中,c 表示常数项。当时间序列数据 Y_t 是非平稳时间序列时,就要建立 ARIMA 模型,即通过 d 阶差分变换,使得变换后的时间序列 W_t 为平稳的序列。并对 W_t 再进行 ARMA 模型的建模,具体公式如下:

$$W_t = \Delta^d Y_t = (1 - B)^d Y_t \tag{13}$$

$$W_t = c + \varphi_1 W_{t-1} + \varphi_2 W_{t-2} + \cdots + \varphi_p W_{t-p} + \theta_1 \varepsilon_{t-1} + \theta_2 \varepsilon_{t-2} + \cdots + \theta_q \varepsilon_{t-q} + \varepsilon_t \tag{14}$$

其中,B 表示为延迟算子,其中 Y_{t-1} 就可以表示为 BY_t,并以此类推。

二、ARIMA 模型的建立与预测

在对于中药市场各个指数的联动性检验过程中,可以判断广西中药材价格指数(ZYPC)是属于非平稳序列的。于是,在对广西中药材价格指数进行一阶差分后的ADF 检验中可以看出序列 ZYPC_D 已经平稳。如表 6-6 所示。

表 6-6 ZYPC_D 的 ADF 单位根检验结果

		t 统计量	P 值
ADF 单位根检验		-3.2073	0.0302
临界值	1% level	-3.6892	
	5% level	-2.9763	
	10% level	-2.9719	

ARIMA (p,d,q) 模型在建模前要确定 p,q 和 d 值。由于序列 ZYPC 经过一阶差分非平稳性被消除,因此 $d=1$。接下来通过查看 ZYPC_D 的自相关与偏自相关图来确定 AR 和 MA 模型的相应阶数 p 和 q。

自相关	偏相关		自相关值	偏相关值	Q统计量	P值
		1	0.404	0.404	5.2455	0.022
		2	0.319	0.186	8.6345	0.013
		3	0.055	-0.155	8.7383	0.033
		4	0.088	0.070	9.0148	0.061
		5	-0.081	-0.123	9.2616	0.099
		6	-0.169	-0.174	10.375	0.110
		7	-0.185	-0.014	11.769	0.108
		8	-0.217	-0.107	13.792	0.087
		9	-0.167	-0.029	15.044	0.090
		10	-0.141	0.003	15.978	0.100
		11	-0.119	-0.082	16.686	0.118
		12	0.083	0.206	17.053	0.148

图 6-7 ZYPC_D 序列的相关图与 Q 统计量

为了得到最优模型,依据上述相关图建立了三个模型:ARIMA(2,1,1)、ARIMA(2,1,2)和 ARIMA(2,1,3),依据 AIC 和 SC 准则来确定最优的模型。这三个模型的检验结果如下表 6 - 7 所示。

表 6 - 7 各模型 AIC 值与 SC 值的比较

模型	ARIMA(2,1,1)	ARIMA(2,1,2)	ARIMA(2,1,3)
赤池信息准则（AIC）	−5.757 7	−5.699 3	−5.662 7
施瓦兹准则	−5.521 9	−5.416 4	−5.332 6

根据 AIC 值与 SC 值的最小化原则，模型 ARIMA(2,1,1) 为最优模型。得到的模型 ARIMA(2,1,1) 的表达式为：

$$W_t = 0.007\,2 - 0.208\,4(W_{t-1} - 0.007\,2) + 0.436\,7(W_{t-2} - 0.007\,2) \quad (15)$$
$$+ 0.570\,8u_{t-1} + u_t$$

在 ARIMA 模型参数估计后，为了确保模型的合理，需要对模型的残差序列进行白噪声检验。残差序列的白噪声检验通常使用 Q 统计量检验。检验结果如图 6 - 8 所示，残差序列的样本自相关函数都在 95% 的置信区间内，因此可以认为残差序列为白噪声序列，说明模型是合理的。

自相关	偏相关		自相关值	偏相关值	Q统计量	P值
		1	0.048	0.048	0.0743	0.785
		2	-0.226	-0.229	1.7811	0.410
		3	-0.314	-0.306	5.1856	0.159
		4	-0.053	-0.105	5.2874	0.259
		5	0.037	-0.121	5.3399	0.376
		6	-0.011	-0.177	5.3446	0.500
		7	0.021	-0.075	5.3629	0.616
		8	-0.005	-0.108	5.3639	0.718
		9	0.124	0.052	6.0532	0.735
		10	-0.001	-0.043	6.0532	0.811
		11	-0.167	-0.187	7.4522	0.761
		12	0.127	0.199	8.3043	0.761

图 6 - 8 残差序列的白噪声检验

为了验证模型预测的准确性，运用模型预测得到 2023 年 1 月至 6 月广西中药材价格指数的预测值，如表 6 - 8 所示，从表中可以看出预测值与真实值相比误差较小，预测的准确度较高。

表6-8 2023年1月至6月广西中药材价格指数真实值与预测值比较

比较项	2023年1月	2023年2月	2023年3月	2023年4月	2023年5月	2023年6月
真实值	1.1381	1.1403	1.1474	1.1498	1.1711	1.1899
预测值	1.2251	1.2325	1.2398	1.2472	1.2545	1.2619
预测误差	0.0765	0.0808	0.0806	0.0847	0.0712	0.0605

通过建立的 ARIMA 模型,对广西中药材价格指数进行短期内 2023 年 7 月到 2023 年 12 月的预测,如表 6-9 所示。

表6-9 2023年7月至12月广西中药材价格指数预测值

项目	2023年7月	2023年8月	2023年9月	2023年10月	2023年11月	2023年12月
预测值	1.2692	1.2766	1.2840	1.2914	1.2988	1.3062

下 篇

广西端午药市调查报告

第七章　广西靖西端午药市调研报告

靖西市位于广西壮族自治区西部边陲,105°56′E~106°48′E,22°51′N~23°34′N,与越南接壤,边境线长152.5千米,南与越南高平省茶岭县、重庆县山水相连,西与百色市那坡县毗邻,北与百色市区和云南省富宁县交界,东与崇左市天等县、大新县接壤,东北紧靠百色市德保县。全市总面积约3 322 km²,辖11个镇、8个乡,居住着壮、汉、苗、瑶等12个民族,其中壮族人口占99.4%,是全国壮族人口分布最多的县级行政单元。靖西属亚热带季风性石灰岩气候,雨量充沛,全年无霜期336日,有利于各种植物的生长和繁殖。据统计,全市植物有256科1 408属4 503种[1]。据研究人员多年多次跟踪调查,靖西端午药市上交易的药用植物有564种,隶属于129科409属。从优势属来看,靖西药用植物在广西境内具有十分显著的独特性[2]。

第一节　靖西端午药市历史沿革

靖西地域,唐置归淳州,明弘治九年(1496年),复置归顺州,清归顺直隶州。民国元年(1912年),升为归顺府,民国二年(1913年),废归顺府置靖西县,因县在广西之西,取“西部安宁”之意而得名。1950年1月18日,隶属广西龙州专区,1952年8月,改隶百色专区。2002年6月,撤地设市,属百色市,2015年,靖西县撤县设县级市。

一、药市历史源流

药市,广义上是指中药材交易常年市场;狭义上是指在中药材集散地形成的定期、大型药材交流会,兴起于中唐大中十三年(公元859年)蜀地梓州,唐末传到成都[3]。

五月初五的端午节是民间纪念春秋战国时期楚国屈原的日子,端午古时还称为

————————

　[1]　靖西市人民政府. 走进靖西自然地理资源[EB/OL]. (2023-08-01)[2023-10-09]. http://www.jingxi. gov. cn/zjjx/zrdl/t16574311. shtml

　[2]　郭志永,刘宇婧,黄雯,等. 靖西传统药市药用植物区系及多样性的初步研究[J]. 中央民族大学学报(自然科学版),2013,22(3):18-23.

　[3]　唐廷猷. 古今药市一千年[J]. 中国现代中药,2014,16(8):674-680.

"端阳""重五""中天节""浴兰节"及"艾节"等,古时把五月称为"恶月"。《荆楚岁时记》曰:"五月,俗称恶月,多禁忌。"五月初五正值夏初,气温升高,空气潮湿,各种细菌和蚊虫孳生,一些季节性的传染病也较易流行,因此端午时民间有很多与防疫灭虫有关的习俗。

端午节采药制药的习俗也与此季节特点相关。汉代戴德《大戴礼记》收录的《夏小正》记载:"此日蓄采众药,以蠲毒气。"南北朝宗懔《荆楚岁时记》记载五月五日要"采杂药",且认为五月初五采的药疗效最灵验。每年端午时节,桂西的许多壮族地区举办药市,如贵县、忻城、平果、隆林、靖西等地,其中又以靖西的端午药市规模最大。靖西市内和周围村寨的草医药农、群众都会纷纷采集各种草药带到靖西市内售卖。

靖西药市起源于何时,现尚未查到确切的古代文献记载。查阅关于靖西的端午药市的现代文献,有论文里提到"靖西端午药市从宋朝就已开始",需调查确定该说法的具体文献出处。根据清代《归顺直隶州志》记载,靖西地区的端午风俗"五月五日,家家悬艾虎挂蒲剑,饮雄黄酒,以避疠疫"。端午节选购药材成为风俗活动流传至今,特别是人们定要采购一把菖蒲草,挂于家门两旁,传说能够辟邪驱蛇虫;小孩以雄黄酒擦肚脐,可驱邪祛病;还有用棉布缝制成猴子抱南瓜的香包给小孩玩的习惯。

靖西端午药市开市时间,一般在每年农历五月初三至五月初五,端午节达到高潮。远近村寨草医药农、稍懂一方一药的群众,纷纷将自采的中草药(含药用动物、矿物等),肩挑车载到城内出售。习俗认为端午时节的草药,根叶肥茂药力大,疗效好。传说这天游药市,饱吸百药气,就可以预防疾病的发生,不生病或少生病。靖西端午药市的地点,早些年在农贸市场,后又迁到南门街和民权街。1990 年后由工商行政管理部门安排,迁到绣球大道中段、城东路延长线一带。自 2004 年以后,由靖西政府组织开展,2014 年政府招商引资建设的"乐活中药城"成为靖西药市的举办地。靖西端午药市作为独特民族医药文化的历史遗产,被列入自治区级非物质文化遗产名录。近年来在当地政府的引导下,端午药市规模不断壮大。

二、药物文献记载

靖西端午药市上的药材种类较多,有些植物药在古代医籍中早有记载,在此试列举一二。

(一)虎杖的文献记载

由于不同时期的文献记载、不同产地及人文因素等影响,虎杖有 170 余个异名。

在元代《珍珠囊补遗药性赋》中称虎杖为斑杖根。明代李时珍《本草纲目》中记载:"攀倒甑,一名接骨。李时珍评述道:斑杖,名同虎杖;接骨,名同蒴藋,不知是一类否?"可见明代已存在虎杖的同名异物及异名同物现象。徐大椿在加注虎杖散时称虎杖为土牛膝,俗名臭花娘。

宋代苏颂《本草图经》中详细描述了虎杖的形态、产地及生长特点:"一名苦杖。旧不载所出州郡,今处处有之。三月生苗,茎如竹笋状;上有赤斑点,初生便分枝丫;叶似小杏叶;七月开花,九月结实。南中出者,无花。根皮黑色,破开即黄,似柳根。亦有高丈余者。"虎杖较早入药,古人对其功效主治研究记载甚详,可以概括为表7-1的主治内容。

表7-1 主要古籍记载的虎杖主治

朝代	书名	主治
南北朝	《集验方》(姚僧垣)	五淋
唐	《千金方》(孙思邈)	胀腹积聚
唐	《本草拾遗》(陈藏器)	主风在骨节间
宋	《证类本草》(唐慎微)	五淋
南宋	《普济本事方》(许叔微)	妇人诸般淋
明	《本草纲目》(李时珍)	肠痔下血;产后瘀血血痛
明	《本草征要》(李中梓)	活血定痛,清利湿热。治疗久患痹症,更番历节,变形僵硬,可使灵活。用以泡酒,内饮外擦;手足漫肿,熬汤浸渍

另外,虎杖具有清解热毒的作用,古人常于夏季配甘草同饮,如宋代《证类本草》中记载用虎杖在暑月和甘草煎,《本草图经》记载以虎杖汁染米做糜糕。

(二)鸡血藤的文献记载

鸡血藤最早可见于清代汪昂的《本草备要》[1](1694),"鸡血藤,活血舒筋,治男女干血劳,一切虚损劳伤,吐血咯血,咳血嗽血,诸病要药"。指出鸡血藤为血证要药,但未指明其来源,亦未对药材性状进行描述。刘埥续《顺宁府志》[2](1759)卷十载"鸡血藤,枝干年久者周围四五寸,少者亦二三寸,叶类桂叶而大,缠附树间,伐其枝,津液滴出,入水煮之色微红。佐与红花、当归、糯米熬膏,为血分之圣药。滇南唯

---

[1] 项长生.汪昂医学全书:本草备要[M].北京:中国中医药出版社,1999:385.
[2] 杨竞生,曾育麟.鸡血藤膏及其原植物的调查[J].药学通报,1963,9(3):127.

顺宁有之,产阿度吾里者尤佳"。顺宁府,即今云南临沧市凤庆县,阿度吾里为凤庆县郭大寨、雪山、三岔河等地。《顺宁府志》记载了道地药材鸡血藤为藤本植物,以其枝熬膏,为"血分之圣药"。赵学敏在《本草纲目拾遗》[1](1765)中对鸡血藤进行了详细记述,称鸡血藤胶"产猛缅,去云南昆明记程一月有余,乃藤汁也,土人取其汁,如割漆然,滤之殷红,似鸡血,作胶最良。近日云南省亦产。其藤长亘蔓地上或山崖,一茎长数十里,土人得之以刀砍断,则汁出如血,每得一茎可得汁数升。彼处有店市之,价亦不贵,干者极似山羊血,取药少许,投入滚汤中,有一线如鸡血走散者真"。称功效为"壮筋骨,已酸痛,和酒服,于老人最宜。治老人气血虚弱,手足麻木瘫痪等症。男子虚损,不能生育,及遗精白浊,男腹胃寒痛。妇女经血不调,赤白带下。妇女干血劳,及子宫虚冷不受胎"。赵学敏还对鸡血藤的药材特性进行了详细描述,"吾杭龚太守官滇,带有鸡血藤回里,予亲见之,其藤皮细洁,作淡黄色,切开中心起六角棱,如菊花样,色红,四周乃白色,干之,其红处辄突出二三分许,竟成红菊花一朵,亦奇物也,闻其藤最活血,暖腰膝,已风痰"。《本草正义》(1920)记载"鸡血藤胶,信为补血良药,乃用好酒蒸化服之。未及三四两,而暴崩如注,几于脱陷,然后知此物温通之力甚猛,活血是其专长"[2]。

《中华人民共和国药典》(2015版)收录了鸡血藤,功能主治为"活血补血,调经止痛,舒筋活络。用于月经不调,通经,经闭,风湿痹痛,麻木瘫痪,血虚萎黄"。

(三)绞股蓝的文献记载

明代《救荒本草》载:"绞股蓝生田野中延蔓而生。叶似小蓝叶,短小软边、边有锯齿形;又似痢见草,叶亦软,淡绿;五叶攒生一处。开小花,黄色,亦有开白花者;结子如豌豆大,生则青色,熟则紫黑色。叶味甜。救饥:采叶炸熟,水浸,去邪味涎沫,淘洗净,油盐调食。"明代李时珍《本草纲目》记载其为药食同源类植物资源。

三、医家源流考

关于古代医家,现有的资料没有查到明确来自靖西地区的古代医家,将查询到广西地区23位古代医家的基本信息,列于表7-2以备参考。

近代,靖西地区名老壮医有陆瑞卿、城郊乡奎光村89岁的老壮医邓子明等,黄汉儒[3]于1983—1985年间考察广西靖西壮族民间医药情况时有记述。

[1]　赵学敏.本草纲目拾遗:藤部[M].北京:商务印书馆,1954:260.

[2]　浙江省中医管理局.张山雷医集:本草正义[M].北京:人民卫生出版社,1995:113.

[3]　黄汉儒,刘智生,黄瑾明,等.广西靖西县壮族民间医药情况考察报告[J].广西中医药,1986(6):6-8.

表 7 - 2 靖西地区古代医史人物基本信息

通称	字/号	别名	官职	职业	生活朝代	生卒地/活动地	师承	弟子	学术特点	代表性著作
何潮元			内医监军、前一军内医,恩赏丞相	医家	清	广西			知医理,兼擅祝由科	
黄益崇	益云			医家	清	广西				
李俊良		本名俊昌(或作俊章、国玛),避韦昌辉讳改名		医家	清	广西				
柳正春				医家	民国	广西				
申光迹			曹州(今山东曹县)观察判官	官吏	唐末	广西桂林市				
谢元福			江南盐巡道	官吏	清	广西桂林市				《训女医学》
程元林	蔚峰/			医家	清	广西桂林市临桂区				
廖栏庭	化鹏/侯龍			医家	清	广西桂林市临桂区				
萧时亭	如步/			医家	清	广西桂林市临桂区				
朱一照				医家	清	广西桂林市临桂区				
程士超	/上达			医家	清	广西桂平市		程兆麟		《星洲实录》
程尹?				医家	清	广西桂平市			尤擅妇产科	《验方》(四卷)

（续表）

通称	字号	别名	官职	职业	生活朝代	生卒地/活动地	师承	弟子	学术特点	代表性著作
程兆麟	北溪/	一名石麟		医家	清	广西桂平市	程士超			《医中参考论》(六卷)《本草经验质性篇》
黄德仁	/			医家	清	广西桂平市				
黄锡瑁	东初/			医家	清	广西桂平市		黄应桂（字乙枝）		
陆兰溪				医家	清	广西桂平市			推崇李东垣学说，治病处方善用温补之剂	《兰溪医案》(未见刊行)
杨鼎光				医家	清末	广西桂平市				
黄元基	淡园/			官吏	清	广西贺州市桂岭镇				《静云斋集验方》(五卷)
梁廉夫	子材/		灵川县教谕、百色厅学正、正南宁府教授	医家	清	广郁（今广西云县）				《不知医必要》(四卷)
路顺德	应侯/			医家	清	融县（今广西柳州市融安县）				《治蛊新方》
陈维	子贞/			医家	清	广西南宁市				《医学正旨择要》(二十卷)

（续表）

通称	字/号	别名	官职	职业	生活朝代	生卒地/活动地	师承	弟子	学术特点	代表性著作
谢玉琼	昆秀/璞斋			医家	清	安城（今广西南宁市宾阳县）			麻疹	《麻科活人全书》（后有名《郑氏痘科保赤金丹》或《郑氏痘略》者即该书)（四卷）
德轩氏				医家	清	容山（今广西玉林市）				《普济应验良方》（八卷）

四、靖西端午药市民族文化传承

壮族是一个历史悠久的民族。先秦时期,我国长江中下游以南至东南沿海地区广泛分布着一个被称为"百越"的族群,壮族是其中西瓯和骆越的后裔。壮族先民曾被称为俚、僚、乌浒(乌武)等,自称壮、侬、郎、土、沙等。"壮"的称呼在明、清时期广泛见于整个广西和广东西部,成为壮族最普遍的一种族称。新中国成立后统一写为"僮"。1965 年 10 月 12 日,国务院正式批准把僮族的"僮"改为"壮"。

壮语属汉藏语系壮侗语族壮傣语支。有南北两个大方言,但语法结构、基本词汇大体相同。南北两大方言大致以郁江和右江为分界线,延伸到云南省文山州的广南、砚山一带。北部方言约占壮族人口的三分之二,又可划分为 8 个土语区,即邕北土语、右江土语、桂边土语、柳江土语、桂北土语、红水河土语、邱北土语、连山土语。南部方言约占壮族人口的三分之一,可划分为 5 个土语区,即邕南土语、左江土语、德靖土语、砚广土语和文麻土语。

历史上,壮族群众没有形成统一的民族文字,主要依靠汉字交流。1955 年,党和人民政府帮助壮族人民创制了一种以拉丁字母为基础的壮文,并培训壮文骨干,出版书报,壮文在扫盲、宣传党的政策等方面,起了积极的作用。20 世纪 80 年代,又完成了《壮文方案》的修订工作,使壮文进一步通用化,壮文也再次进入各级各类学校。

壮族历来有聚族而居的习俗,古代壮族的大姓莫氏、黄氏、侬氏、韦氏、覃氏、罗氏、岑氏、蒙氏、闭氏、甘氏等,都是在原来氏族制基础上演变而成的,并长期聚族而居。受到汉族文化的影响,一些壮族地区的宗族组织和宗族文化比较发达,建有祠堂,立有族规,修有族谱。在同姓同族聚居的壮族村落中,三代以内的父系亲属称为房族,三代以外的称为门族或宗族,而房、门、宗族总称为家族。同宗族禁止通婚。宗族内部关系依靠族长、族产、祠堂、族规进行维系。族长一般由男性担任,一些地方是自然形成的,一些地方则由直系血缘的长子继承。族长的职责一般是管理宗祠和宗族的共同财产,组织和主持祭祀及其他公共活动,调解族人内部纠纷,主持家产继承和对外交涉等。20 世纪 50 年代后,由于时代的影响,壮族地区的宗祠多已荒废,有的改为他用,宗族活动逐渐减弱或停止,宗族势力对壮族村民生活的影响也日渐减弱,但近年来一些地区出现了宗族活动复起的趋势。

在宗族文化不发达的壮族地区,还有另一种形式的村社管理组织"寨老制"。这是一种更为古老的壮族乡村管理组织,主要由以"寨老"为首的管理机构、长老会和村民大会构成。"寨老",又称村老、都老、父老、乡老、头人、郎火、款头等,大多是自然形成的,也有一部分是村民公选的,一般没有报酬。寨老的职责主要是领导村民制定村规民约,维护村寨社会秩序,掌管全村公共财产,主持集体祭祀典礼,领导公共建设,调解村寨内部纠纷以及村寨之间的纠纷,等等。寨老制是凭借壮族传统社会的法律制度和风俗习惯运作的。步入现代社会以后,寨老制发生了深刻的变革,寨老在民间社会的调解、组织、道德约束等职能仍然在一些壮族地区发挥影响力。

靖西端午药市历史悠久,相传起源于唐宋时期,因当地壮族群众笃信草药在端午节这日根叶肥壮、药力大、疗效最好,男女老少即便不能亲自采集,也要选购几种常用药材备用,在端午节这天便自发成市,交易中草药,渐而形成习俗。即便不采售或者购买药材,百姓认为漫步闲逛药市,呼吸药香,也能达到预防疾病的功效。在漫长的历史过程中,靖西壮族群众总结和发展了利用周边植物防病、治病的丰富经验,并通过文字、图形、实物、语言和风俗习惯,一代代地传承下来,形成了淳朴的壮族民族医药文化。其中一部分经过历代专家学者的研究、鉴别、整理、记录,已为人们普遍知晓和广泛应用。还有相当部分的经验尚未整理和研究,也无正式文字记载,只是反映在日常生活和传统习惯中,以一种独特的文化形式流传下来。靖西端午药市正是传承这种文化的典型例子。以民族医药为特色的靖西端午药市不仅是当地丰富药材资源的一个展销会,也是当地传统医药知识和经验交流的盛会,更是传播发扬民族传统医药文化和端午民俗文化的舞台。

第二节　靖西端午药市市场分析

靖西属南亚热带,气候温凉,雨量充沛,拥有丰富的可以加工转化为药材的植物、动物和矿物资源,全市植物有256科1408属4503种,其中乔木树种1907种;动物共有43科105种,国家保护的珍贵兽类有19种;矿物资源初步探明就有铝土、锰、硫铁等18个矿种。靖西土特产品主要有田七、茶叶、大果山、壮锦、矮马、马鸭、蛤蚧、八角、果蔗、糖梨、金银花等10余种,在端午节的药市上多能见到。

2023年6月21—23日,靖西端午药市再次开市,实地走访发现,除了群众自发的药材摊位,政府组织了各中医院义诊、企业展台、开幕式演出等。现场售卖药材的摊位主要有3种形式,一是售卖大宗(鲜)药材,二是售卖饮片,三是售卖成品制剂,如药酒。成捆售卖的药材比较多,多数为枝干类、整株。

一、大宗药材资源调研和利用

通过实地调研并结合的公开发表文献,梳理靖西端午药市大宗药材的情况,发现自2007年起,就有研究者实地调查靖西端午药市植物药,并鉴定出其品种。交易量较大的有异型南五味子、吹风散、土黄连、过江龙、鸡血藤、杜仲藤、红药、白及、土大黄、金不换、两面针、黄精、钩藤等。

（一）主要交易品种

1. 主要药用植物　2007 年，梁永延等[1]实地调研靖西端午药市，共记录到交易的药用植物 400 余种，鉴定出维管束植物 308 种，隶属 107 科 239 属。其中蕨类植物 22 种（隶属于 15 科 17 属），裸子植物 3 种（隶属于 3 科 3 属），被子植物 283 种（隶属于 89 科 219 属）。

2007—2008 年，杨春燕等[2]对靖西端午药市进行调查，采集标本并访谈，了解植物的种类、当地名、入药部位、用途和制备方法等。调查记录 200 多种药用植物，鉴定和整理出 116 种，隶属于 67 科 104 属。

2012 年，陈秀香等[3]调查鉴定出靖西端午节上市的药物有 129 个科 322 属380 种。较多的药有当归藤、厚叶五味子、广山楂、田七、黄花倒水莲、珠芽艾麻等。

2014 年，梁定仁等[4]调查常见大宗药材品种计有 12 种，全部为野生品，多数是多年生木本植物药材：阴阳莲 *Reynoutria joponica*、黄花倒水莲 *Polygala fallax*、土黄连 *Mahonia bealei*、土甘草 *Derris eriocarpa*、鸡血藤 *Spatholobus suberectus*、藤杜仲 *Urceola huaitingii*、藤当归 *Embelia parviflora*、九节风 *Sarcandra glabra*、过江龙 *Entada phaseoloides*、红吹风 *Kadsura heteroclita*、石南藤 *Piper wallichii*、绞股蓝 *Gynostemma pentaphyllum*。

2017 年，李彩云[5]提到在端午药市有 2 700 多个摊位，有灵芝、鸡血藤、田七、岩黄连、何首乌、金银花、麝香、蛤蚧等中药在药市上交易。王美会等[6]根据已发表论文统计分析，广西壮族自治区端午药市药用植物最多有 534 种、186 属。靖西市端午药市上，优势植物主要有天南星科（5 种）、姜科（5 种）、菊科（4 种）、百合科（3 种）、蕨类（8 种）。

2018 年，罗斌圣等[7]构建了"广西靖西端午节药市民族药用植物数据库系统"，通过文献调查和实地调研，其数据库收录了 564 种壮族使用的药用植物信息，这 564 种药用植物隶属于 129 科 409 属。见表 7-3。

　　[1]　梁永延，许为斌，刘演.广西靖西县端午药市的植物药调查初报[C]//中国植物学会.中国植物学会七十五周年年会论文摘要汇编(1933—2008)，2008：394.

　　[2]　杨春燕，龙春林，石亚娜，等.广西靖西县端午药市的民族植物学研究[J].中央民族大学学报(自然科学版)，2009，18(2)：16-26.

　　[3]　陈秀香，梁定仁，黄宝山，等.广西靖西县传统药市壮药调查初报[J].中国中药杂志，1992(1)：6-7+62.

　　[4]　梁定仁，林伟，黄明勋，等.靖西端午药市大宗药材品种调查与资源利用[J].中国民族医药杂志，2014，20(1)：29-32.

　　[5]　李彩云.靖西壮族端午药市文化探析[J].湖北函授大学学报，2017，30(21)：80-82.

　　[6]　王美会，任慧婧，晏薇娜，等.我国端午药市中药资源研究现状[J].江西化工，2021，37(2)：96-99.

　　[7]　罗斌圣，郭志永，陈贤毅，等.广西靖西端午节药市民族药用植物数据库系统的设计与构建[J].广西植物，2018，38(5)：560-567.

表 7-3　端午药市药物种类调查统计

年度	种	科	属	主要调查者
2007	400	—	—	梁永延(广西壮族自治区中国科学院广西植物研究所)
2007—2008	116	67	104	杨春燕(中国科学院昆明植物研究所)
2012	380	129	322	陈秀香(广西壮族自治区中国科学院广西植物研究所)
2017	116	67	—	王美会(铜仁职业技术学院)
2018	564	129	409	罗斌圣(中央民族大学生命与环境科学学院)

　　靖西端午药市大宗交易品种的统计方面,梁定仁等[1]在 2013 年端午期间采用实地考察法对靖西药市交易量较大的药材品种进行调查并拍照,将药市上销售量达到 300 kg 以上的品种列为大宗进行统计,常见大宗药材品种统计有 12 种,全部为野生品,多数是多年生木本植物药材,见表 7-4。根类药材有阴阳莲 *Reynoutria joponica* Houtt、黄花倒水莲 *Polygala fallax* Hemsl、藤杜仲 *Urceola huaitingii* (Chun et Tsiang) D. J. 和红吹风 *Kadsura heteroclita* (Roxb.) Craib 四种,茎藤类药材有土黄连 *Mahonia bealei* (Fortune) Carriere、土甘草 *Derris eriocarpa* F. C. Hou、鸡血藤 *Spatholobus suberectus* Dunn、藤当归 *Embelia parviflora* Wall. ex A. DC.、过江龙 *Entada phaseoloides* (L.) Merr. 和石南藤 *Piper wallichii* (Miq.) Hand.-Mazz. 六种,全草类药材有九节风 *Sarcandra glabra* (Thunb.) Nakai 和绞股蓝 *Gynostemma pentaphllum* (Thunb.) Makino 两种。其中阴阳莲、土黄连、鸡血藤、九节风、石南藤、绞股蓝为常用中药材,黄花倒水莲、土甘草、藤杜仲、藤当归、过江龙、红吹风为地方用药。药市上还有当地称为山麒麟和血藤的两种大宗药材。

表 7-4　2013 年靖西端午药市大宗药材品种调查统计

药材名 植物拉丁名	售卖家数	来源(县)	各摊重量(kg);药市总量(kg)	药用部位	粗度直径(cm)	民间应用	产地蕴藏量	备注
阴阳莲 *Reynoutria joponica*	12	德保 靖西	10～250; 约 1 500	根	2～3	用于肝炎、肺炎、肠炎、外用治蛇伤	较多	纯根,质量好

---

[1] 梁定仁,林伟,黄明勋,等.靖西端午药市大宗药材品种调查与资源利用[J].中国民族医药杂志,2014,20(1):29-32.

（续表）

药材名 植物拉丁名	售卖家数	来源（县）	各摊重量（kg）；药市总量（kg）	药用部位	粗度直径（cm）	民间应用	产地蕴藏量	备注
黄花倒水莲 *Polygala fallax*	13	靖西德保	5～50；约350	根	1～2	用于病后体弱、肾虚腰痛	少	根小枝多，质量一般
土黄连 *Mahonia bealei*	10	靖西那坡德保	15～150；约500	茎	2～4	用于肝炎、目赤肿痛	少	茎黄，质量好
土甘草 *Derris eriocarpa*	9	那坡德保	20～100；约600	藤茎	3～7	用于感冒咳嗽、肾炎水肿	较多	藤茎粗，质量好
鸡血藤 *Spatholobus suberectus*	5	天等靖西德保	50～150；约400	藤茎	3	用于贫血、月经不调、手足麻木	少	藤茎小，质量一般
藤杜仲 *Urceola huaitingii*	8	天等靖西德保	20～300；约600	根	2～3	用于小儿麻痹、风湿骨痛、跌打损伤	较多	根皮软，丝白，质好
藤当归 *Embelia parviflora*	7	靖西天等那坡	30～150；约500	藤茎	1～2	用于产后虚弱、月经不调、风湿痹痛	较多	藤较细，质量中等
九节风 *Sarcandra glabra*	6	德保靖西	20～100；约300	全草	0.5	用于肺炎、肿瘤、跌打损伤	少	连根全草，质量好
过江龙 *Entada phaseoloides*	7	靖西那坡德保	20～80；约350	藤茎	3～5	用于筋骨疼痛、经闭腹痛	少	藤茎粗，质量好
红吹风 *Kadsura heteroclita*	6	靖西德保	30～70；约300	根	2～3	用于风湿骨痛、腰肌劳损	少	纯根，质量好
石南藤 *Piper wallichii*	7	靖西德保	50～100；约400	藤	0.5～1	用于风湿骨痛、扭挫伤	少	藤小，质量一般
绞股蓝 *Gynostemma pentaphyllum*	4	靖西	50～120；约300	全草	0.2	用于慢性支气管炎、咽喉炎	少	叶多，质量较好

2. **主要药用动物** 在靖西端午药市上,动物药也有不少。在 2023 年端午药市上我们见到活体动物有蝎子、蜈蚣,干燥动物有蜈蚣、蛤蚧、蟾蜍、海星、蛇、鹿茸、蝉蛹、鳖甲等。

2015、2016 年的端午节前后曾小飚等[1]采用文献结合实地调查靖西端午药市上的交易的动物药。调查发现,靖西端午药市交易的动物药种类不多,仅涉及 18 种动物。它们是眼镜王蛇 *Ophiophagushannah*、眼镜蛇 *Najaatra*、王锦蛇 *Elaphecarinata*、乌梢蛇 *Zaocysdhum-nades*、灰鼠蛇 *PryasKorros*、金环蛇 *Bungarusfasciatus*、银环蛇 *Bungarusmulticinctus*、中华大蟾蜍 *Bufogargarizans*、泽蛙 *RanaLimnocharis*、蛤蚧 *Gekko gecko*、蜈蚣 *Scolopendrasu-bspinipes*、蝎 *Buthusmartensii*、蜜蜂 *Apissinensis*、豪猪 *Hystrix-hodgsoni*、犬 *Canisfamiliaris*、海马 *Hippocampus japonicus*、海龙 *Syngnathusacus*、海星 *Asteriasamurensis*。通过和药农访谈,了解药市各类动物药的药用价值、药用部位及习惯用法和药用动物的生存环境、生活习性及繁殖规律,结合文献对各种动物药的药用价值及当地民间用法总结。

(二)入药部位统计

根据王美会等[2]统计的"我国端午药市草药入药部位基本情况统计表",靖西药市药用植物按入药部位分为根类(25)、根茎类(9)、全草类(42)、茎类(22)、花类(2)、果实种子类(11)、皮类(1)、叶类(14)。以全草入药的构成了我国端午药市草药的主体,其次是根类及根茎类,主要由于草本植物在我国药用植物中占比大,同时易于采摘。

杨春燕等[3]调研"广西靖西县端午节传统药市的部分药用植物编目"114 种药物,根据其编目提供的信息,将提到的植物入药部位整理后统计,可见全草入药的最多,其次是根、根茎、藤茎。见表 7-5。

结合课题组 2023 年端午药市实地观察,大宗生鲜药材品种以多年生木本植物为主,根或茎(藤)入药,来源主要还是依赖当地的野生资源。

药用动物的入药部位主要有:干燥全体,如蛤蚧、蜈蚣、蝎子、泽蛙、海星;去内脏的干燥全体,如蟾蜍、各种蛇、海龙;动物的器官或分泌物,如狗肾、狗鞭、蝉蜕等。

[1] 曾小飚,李荣峰,刘世礼,等.靖西端午药市动物药的调查研究[J].安徽农学通报,2018,24(5):20-22.

[2] 王美会,任慧婧,晏薇娜,等.我国端午药市中药资源研究现状[J].江西化工,2021,37(2):96-99.

[3] 杨春燕,龙春林,石亚娜,等.广西靖西县端午药市的民族植物学研究[J].中央民族大学学报(自然科学版),2009,18(2):16-26.

表7-5　调研的114种药用植物入药部位统计

序号	入药部位	频次	序号	入药部位	频次
1	全草	42	11	树皮	2
2	根	18	12	花	2
3	根茎	12	13	嫩枝叶	1
4	藤茎	9	14	果壳	1
5	枝叶	8	15	棘刺	1
6	叶	7	16	假鳞茎	1
7	果(实)	6	17	鳞茎	1
8	块根	5	18	球茎	1
9	茎	4	19	种子及全株的油	1
10	种子	4			

（三）功能主治和使用方法

靖西是桂西壮族的聚居地之一，其药市也相应地呈现出了浓郁的壮医药文化色彩，其用药特点突出调气、解毒、补虚等。靖西药市常见的有清热药、祛风湿药、补益类药等。

1. **植物药主治与用法**　清热解毒药是在药市上较为常见的一类药。如葫芦茶 *Desmodium triquetrum*（L.）DC.、鱼腥草 *Houttuynia cordata* Thunb.、排香草 *Hypericum erectum* Thunb.、田基黄 *Hypericum japonicum* Thunb.、地黄连 *Munronia delavayi* Franch.、紫草根 *Lithospermum erythrorhizon* Sieb. et Zucc.、江南卷柏 *Selaginella moellerdorfii* Hieron. 等。

祛风除湿、活血通络药物在药市上常见，这类药如粗叶榕 *Ficus simplicissima* Lour.、笔管草 *Hippochaete debile*（Roxb.）Ching、鸡血藤 *Mucuna birdwoodiana* Tutcher、路路通 *Liquidambar formosana* Hance 等。

有毒药用植物也是靖西端午药市的一大特点，如开口箭 *Campylandra chinensis* Baker、络石藤 *Trachelospermum jasminoides*（Lindl.）Lem.、金不换 *Stephania sinica* Diels、刺芋 *Lasia spinosa*（L.）Thwaites 等。

2. **药用动物主治与用法**　在靖西端午药市上，比较常见的动物药多属于祛风湿类、平肝息风类、补益类。祛风湿类动物药，有眼镜蛇、眼镜王蛇、乌梢蛇等。平肝息风类动物药，有蜈蚣、全蝎、地龙、海星等。补益类动物药中多为补阳药，有鹿茸、蛤蚧、海马、海龙、狗肾、狗鞭等。其他还有与蜜蜂相关的药物，蜂蜜、蜂房、蜂蜡等，可补中润燥,止痛解毒。还有蟾蜍及蟾酥,功效止痛解毒。

药用动物使用的方法,主要有以下几种:①蛇类多制成酒剂较多,如眼镜蛇、乌梢蛇等,常常用酒中浸泡 7 日,口服,用于治疗风湿痹痛、肢节屈伸不利;眼镜蛇与酒的重量比一般为 1∶5,浸泡一年才可用药,主要用于治疗风湿病。②用茶籽油浸泡动物药制成药油,如茶籽油泡蝎子、蜈蚣。③将动物药研磨成粉服用,如蜈蚣烘烤成黄色,研磨成粉末,开水冲服。④制成外用药剂,外治痈肿疮毒,烫伤等,如蟾蜍焙干磨粉外用于痈肿恶疮、皮肤瘙痒等症,蝎子泡油治外用涂抹烧伤处。⑤用做食疗,如海马熟地炖羊肉,用于壮阳益精,取海马 5 条,羊肉 500 g,熟地 50 g,生姜 5 片,盐适量。羊肉切片,加入适量水,加盖炖 3 小时,然后方可食用。海马配以当归、北芪、党参、山药、大枣、枸杞和鸡肉一起炖汤,可作滋补品食用。根据曾小飚等的实地调查,药用动物的主治与用法见附录 5。

二、现有端午药市总结与发展趋势

(一)现有端午药市总结

靖西端午药市是当地有较长历史的传统风俗活动,具有民族性、地域性、医药属性。

药市的规模越来越大。改革开放后,从早年的群众自发聚集在农贸市场,到后来当地政府组织引导到指定的街道,规模越来越大,内容也越来越丰富。药材摊位销售展示生鲜药材、饮片、中成药制剂等。

药市上的常见药物使用广泛,很多在古代医籍中都有记载。据调研,药市上有药用植物 500 多种,药用动物约 20 多种;药市上销售量达到 300 kg 以上的大宗药材品种计有 12 种,全部为野生品种。

端午药市上的植物药,多见清热解毒类、祛风除湿类、活血通络类,还有一些有毒植物。药用动物,多见祛风湿类、平肝息风类、补益类。制法用法,有煎汤、研磨、泡酒、泡油,口服或外用。

市场的管理方面,当地政府划出特定街道用作药市场地,并组织丰富的活动,包括中医院义诊、企业展台、开幕式演出等活动。还设置专栏宣传"国家重点保护野生植物法律法规",但市场上偶见售卖兰花等珍稀植物。

(二)靖西药市发展趋势

1. 重视总体发展规划 2004 年《中央民族报》报道了"壮医药文化保护与发展研讨会",极大关注靖西壮医药文化保护、基地建设和端午节药市[1]。之后,广西端午药市相关的论文逐年增多,从端午药市的植物资源调查开始,2011 年发表的《靖

---

[1] 黄汉儒,梁启成.专家为广西靖西壮医药发展把脉[N].中国民族报,2004 - 07 - 13(005).

西端午药市可持续发展战略研究》提到了端午药市可持续发展的几点制约因素：①缺乏发展规划；②对传统文化背景研究不够深入；③对当地药物资源缺乏系统深入的调查和研究；④掠夺式采挖将导致药用植物资源枯竭；⑤识药认药的药农日趋减少，靖西端午药市传承人才青黄不接，并提出了解决策略。之后几年，有针对性的研究论文开始出现，最多的是对植物药资源调查研究。

靖西端午药市发展在总体规划中，要保持靖西端午药市的核心特质[1]。第一，传统文化背景研究，回归传统，呵护好药市文化的核心特质。第二，守护环境，药市的自然生态和文化生态守护。第三，功能复兴，以医药服务为主体，强化和提升药市的社会服务功能。靖西壮族端午药市是当地壮族百姓在特定节日里约定俗成的特殊文化习俗，其核心特质的物质载体是壮族传统医药，精神载体则是老百姓在端午节的"避瘟、止恶、祛邪、除毒"身心诉求。

2. 加强药用植物资源开发及保护　开发的同时，要重视野生动、植物资源保护。在 2023 年靖西药市入口处，当地政府专门设置宣传栏"国家重点保护野生植物法律法规"。但在药市上仍发现有野生的兰花、石斛等植物。

加强药用植物资源调查，避免生态环境的破坏。一旦野生植物、动物和矿物资源因过度采集而遭到破坏，不仅会造成壮族传统药材来源的告急，还会对当地生态环境造成恶劣影响。

3. 提高信息化与知识服务能力　在信息化方面，靖西药市相关的数据库构建已有成果。罗斌圣等[2]对广西靖西端午节药市及周边地区实地调查时获得的药用植物标本和照片进行形态学特征、药用价值、民族传统利用方式等信息的整理，并设计和建立开放的民族药用植物数据库系统。该系统一共收录了 564 种（隶属于 129 科 409 属）壮族使用的药用植物信息，具体包括植物名（含中文名、当地名、学名、科名、属名）、功能主治（壮医理论、西医理论、中医理论）、药用部位、药性、生境、分布、形态学特征、化学成分、花期、果期等。通过系统可反映出各种植物特征和各种功能属性之间的联系，实现对广西靖西端午节药市民族药用植物的数据管理、检索和查询，并能进行相应的统计分析。

靖西药市上的常见的动物药、矿物药等数据，也需要信息化并补充到数据库中。相关的民族医药历史、文化方面的资源等数据也应数字化，用以构建靖西药市相关的特色资源库，为民族医药政策、产业、文化等发展提供知识检索、知识服务。

---

[1]　李萍. 民族学视阈下靖西壮族端午药市的发展与调适[J]. 百色学院学报，2018，31（2）：77-81.

[2]　罗斌圣，郭志永，陈贤毅，等. 广西靖西端午节药市民族药用植物数据库系统的设计与构建[J]. 广西植物，2018，38（5）：560-567.

第三节 靖西端午药市存在的问题与建议

一、存在的问题

（一）端午药市定位需要重新界定

通过梳理端午药市的发展历史可以发现,端午药市存在已有数百年的时间,采药者将该时段需要的药材集中到端午药市来出售,在传统社会习惯下有其存在的客观价值,如预防端午节时期细菌和蚊虫孳生造成疾病传播,防治蛇虫咬伤等。在调研过程中,发现仍有不少民众购买菖蒲、虎杖、雄黄酒等,延续了传统的使用习惯和中医药文化。但是,随着社会形态的改变,预防疾病、蚊虫、蛇鼠等问题的手段不断完善,人民居住环境大幅提升,端午药市防疫防虫的功能必然弱化,需要重新界定端午药市在当代社会发挥的作用。

（二）端午药市监管有待于加强

在端午药市上看到有不少中药成方制剂的销售,其中有不少是"包治百病"的神奇药剂,大体上可以分为两类,一类是具有完整包装、批量化生产的、没有批准文号的产品,另一类则是没有完整包装、手工制作、没有批准文号的产品,从功能上来看主要是风湿、肿瘤、外伤用产品。对于此类民间游医自制产品,在目前的药品管理体系中没有与之相应的合法身份,客观上也存在一定的质量安全风险。如果端午药市历史上确实有销售传统手工产品,则考虑作为历史习惯的延续,具有一定合理性;但是对于无历史传统的制剂产品,则需要进一步加强监管,避免其成为影响端午药市的潜在风险。

（三）端午药市资源可持续问题已经凸显

端午药市销售中药材以周边山区新鲜中药材为主,端午节前农民上山采集砍伐、打包成捆,也有部分是活体动物植物,端午节时带到药市销售,具有明显的区域用药特点。随着端午药市规模的扩大,端午药市出售药材的种类和规模也相应增加,对药市周边的野生中药材带来一定的压力。端午药市发展与生态环境保护之间的矛盾已经初步显现出来。调研时发现,端午药市上大量药材属于野生来源,其中有些资源已经列入了国家重点保护物种名录,这些资源的可持续利用问题必然影响端午药市可持续。

（四）端午药市的科学研究不足

端午药市存在已有数百年的历史,传承下来不少区域特色明显的中药材,这些药材的使用方法也颇具特色,不少是新鲜药材使用。广西药用植物园经过十余年的努力已经整理出了端午药市交易中药材的基原植物,并出版了相应的图谱图书。但是,目前的研究只是停留在原植物的鉴别层面,对于这类药材的种植、质量标准、功能主治、安全性等方面的研究相对空白。研究基础薄弱导致端午药市的中医药学经验传承与发展较为困难,同时也制约了对端午药市中医药价值的更深层认知。

二、可持续发展建议

(一)加强端午药市发展顶层设计,充分挖掘端午药市综合价值

在当代社会经济背景下,端午药市的核心定位已经发生了本质性改变,从传统防疫防虫、药材交易等实际功效转变为文化多样性保护、壮族民族文化传承与发展、区域特色中医药文化活动等。在端午药市功能定位转变的关键时期,政府需要从顶层设计上加以科学引导,健全端午药市可持续发展的管理措施和引导机制。将端午药市的发展与民族优秀文化的弘扬、民间中医药传承、打造靖西特色文化名片等结合起来,打造基于靖西端午药市的系列活动,将端午药市作为连接中医药监管资源、促进民族大团结的平台。

(二)加强端午药市行政监管,防范无序发展的潜在风险

考虑到目前端午药市存在采集销售国家野生保护动物、植物,销售中药成方制剂等问题,建议有关部门加强药品食品法律法规的宣传与普法教育,在不破坏端午药市整体效果的前提下适当加强行政监管。建议根据地方壮族传统习惯,因地制宜地制定宣传普法材料,对较为敏感的重点保护野生动物和植物进行多渠道宣传,降低民众违规风险。加强对端午药市的巡查和监管,重点是存在质量问题的工业化产品,发现借机兜售假冒伪劣产品的违法行为予以坚决惩处。通过制定完善相关政策,从源头降低和规避端午药市违规风险。

(三)加强端午药市宣传,开发周边产品

端午药市销售产品除不少鲜药材或中药材,也有不少地方特色的农副产品,整体来说产品的同质化较为严重,缺乏地方特色和民族特色的精深加工产品。虽然许多游客慕名而来参加端午药市,但是能够让游客购买带走的产品较少,让游客未来通过互联网复购的产品更是稀少。建议通过梳理当地特色饮食文化、中医药文化等挖掘体验感明显、便于游客携带的端午药市周边产品,通过端午药市作为百年名片,带动特色周边产业的发展。同时,与宣传部门、主流媒体、直播平台合作,将端午药市打造成民族活动盛事。

（四）优化端午药市营商环境，增强药市服务功能

端午药市开市时当地民众和游客众多，但是配套服务设施相对缺乏，游客服务能力相对不足。虽然政府部门组织力量进行了现场的保安和秩序服务，商铺排列具有一定的设计，但在参观端午药市时的缺乏现场指引、未见游客遮阴挡雨设施，缺乏统一购买日用品的场所，缺乏临时性卫生设施。靖西端午药市极大受到交通的制约，建议联络铁路部门在端午节前后开通端午药市的专列火车，适当增加从南宁等到靖西的火车班次，降低外地人员参加端午药市的成本。

（五）加强端午药市中药资源的科学研究，实现可持续利用

联合全国、自治区相关高校和研究院所，通过揭榜挂帅等项目，从端午药市的可持续发展角度加大端午药市的研究。梳理端午药市传统知识，建设端午药市传统知识数据平台，促进中医药传统知识保护与发展。开展端午药市特色植物、动物资源的种植技术和养殖技术研究，通过生态种植、野生抚育等技术实现端午药市中药资源的可持续利用。深入挖掘端午药市特色中药资源和疗效明显的经验方，促进端午药市价值向医药、食品等领域的转化。

附　录

▌附录1　广西壮族自治区中药资源普查工作领导小组及办公室成员名单▐

附表1　2012—2016年普查工作领导小组及办公室成员名单

序号	姓名	单位名称	职务/职称	人员类别	备注
1	李康	自治区政府	副主席	组长	2012—2016年
2	吴建新	自治区政府	副秘书长	副组长	2012—2016年
3	李国坚	自治区卫生厅	厅长	副组长	2012—2016年
4	韩庆东	自治区发展改革委	副主任、医改办主任	成员	2012—2016年
5	黄宇	自治区教育厅	副厅长	成员	2012—2016年
6	钟会超	自治区科技厅	副厅长	成员	2012—2016年
7	黄济健	自治区民委	纪检组长	成员	2012—2016年
8	范世祥	自治区财政厅	总会计师	成员	2012—2016年
9	张文军	自治区国土资源厅	副厅长	成员	2012—2016年
10	钟兵	自治区环保厅	副厅长	成员	2012—2016年
11	谢东	自治区农业厅	副厅长	成员	2012—2016年
12	韦纯良	自治区林业厅	副厅长	成员	2012—2016年
13	甘霖	自治区卫生厅	副厅长、中医药管理局局长	成员,办公室主任	2012—2016年
14	李芳源	自治区统计局	副局长	成员	2012—2016年
15	杨艳阳	自治区质监局	副局长	成员	2012—2016年
16	刘华钢	自治区药监局	副局长	成员	2012—2016年

(续表)

序号	姓名	单位名称	职务/职称	人员类别	备注
17	覃武	自治区气象局	副局长	成员	2012—2016 年
18	戴翔	自治区工信委	副主任	成员	2012—2016 年
19	杨小光	自治区海洋局	副局长	成员	2012—2016 年
20	刘棋	自治区水产畜牧局	总兽医师	成员	2012—2016 年
21	缪剑华	自治区卫生厅党委、广西科学院、广西药用植物园	党组成员/副院长/主任	成员，办公室副主任	2012—2016 年
22	朱华	广西中医药大学	党委书记	成员	2012—2016 年
23	吕洁	南宁市	市委常委、宣传部部长、副市长	成员	2012—2016 年
24	崔惠柳	柳州市	副市长	成员	2012—2016 年
25	巫家世	桂林市	副市长	成员	2012—2016 年
26	钟碧珍	梧州市	副市长	成员	2012—2016 年
27	谢向阳	北海市	市委常委、宣传部部长、副市长	成员	2012—2016 年
28	黄文龙	防城港市	副市长	成员	2012—2016 年
29	徐贵	钦州市	市委常委、宣传部部长、副市长	成员	2012—2016 年
30	岑宛玙	贵港市	副市长	成员	2012—2016 年
31	满昌学	玉林市	市委常委、宣传部部长、副市长	成员	2012—2016 年
32	赵桂兰	百色市	副市长	成员	2012—2016 年
33	黄志光	贺州市	副市长	成员	2012—2016 年
34	黎丽	河池市	市委常委、宣传部部长、副市长	成员	2012—2016 年
35	吴穆鹏	来宾市	副市长	成员	2012—2016 年
36	冯学军	崇左市	市委常委、宣传部部长、副市长	成员	2012—2016 年
37	冷静	广西中医药大学	副校长	办公室副主任	2012—2016 年

（续表）

序号	姓名	单位名称	职务/职称	人员类别	备注
38	庞军	自治区中医药局	常务副局长	办公室副主任	2012—2016 年
39	黄伊	自治区财政厅	社会保障处处长	办公室成员	2012—2016 年
40	莫长林	自治区科技厅	政策法规与社会发展处副调研员	办公室成员	2012—2016 年
41	刘日旺	自治区农业厅	经济作物处副处长	办公室成员	2012—2016 年
42	彭斌	自治区林业厅	林改处处长	办公室成员	2012—2016 年
43	蒋波	自治区环保厅	自然生态与农村环境保护处副调研员	办公室成员	2012—2016 年
44	龙莉莉	自治区卫生厅	规划财务处处长	办公室成员	2012—2016 年
45	谢裕安	自治区卫生厅	科技教育处处长	办公室成员	2012—2016 年
46	刘莉	自治区卫生厅	政策法规处处长	办公室成员	2012—2016 年
47	王第海	自治区卫生厅	纪检监察室副主任	办公室成员	2012—2016 年
48	吕琳	自治区中医药局	副局长	办公室成员	2012—2016 年
49	王勤	广西中医药大学	药学院院长	办公室成员	2012—2016 年
50	海静如	南宁市	卫生局副局长	办公室成员	2012—2016 年
51	林卫	柳州市	卫生局副局长	办公室成员	2012—2016 年
52	周爱民	桂林市	卫生局副局长	办公室成员	2012—2016 年
53	吴福	梧州市	卫生局局长	办公室成员	2012—2016 年
54	张颖	北海市	卫生局副局长	办公室成员	2012—2016 年
55	李志初	防城港市	卫生局副局长	办公室成员	2012—2016 年
56	周钦	钦州市	卫生局副局长	办公室成员	2012—2016 年
57	梁云	贵港市	卫生局副局长	办公室成员	2012—2016 年
58	庞锡真	玉林市	卫生局副局长	办公室成员	2012—2016 年
59	黄斌	百色市	卫生局副局长	办公室成员	2012—2016 年
60	翟献全	贺州市	卫生局副局长	办公室成员	2012—2016 年

(续表)

序号	姓名	单位名称	职务/职称	人员类别	备注
61	韦东禄	河池市	卫生局局长	办公室成员	2012—2016 年
62	石美玉	来宾市	卫生局党委副书记、纪委书记	办公室成员	2012—2016 年
63	韦宗华	崇左市	卫生局副局长	办公室成员	2012—2016 年
64	张占江	广西药用植物园	主任助理	办公室成员	2012—2016 年

附表 2　2016—2020 年普查工作领导小组及办公室成员名单

序号	姓名	单位名称	职务/职称	人员类别	备注
1	黄日波	自治区人民政府	副主席	组长	2016—2020 年
2	唐宁	自治区人民政府	副秘书长	副组长	2016—2020 年
3	李国坚	自治区卫生计生委	主任	副组长	2016—2020 年
4	韩庆东	自治区发展改革委	副主任、医改办主任	成员	2016—2020 年
5	蔡昌卓	自治区教育厅	副厅长	成员	2016—2020 年
6	曹国生	自治区科技厅	副厅长	成员	2016—2020 年
7	杨启标	自治区民委	副主任	成员	2016—2020 年
8	黄绪全	自治区财政厅	副厅长	成员	2016—2020 年
9	吴锡熹	自治区国土资源厅	副厅长	成员	2016—2020 年
10	蹇兴超	自治区环保厅	副厅长	成员	2016—2020 年
11	王凯学	自治区农业厅	副厅长	成员	2016—2020 年
12	黄政康	自治区林业厅	副厅长	成员	2016—2020 年
13	王勇	自治区卫生计生委	副主任、中医药局局长	成员、联系人	2016—2020 年
14	石日灿	自治区统计局	副局长	成员	2016—2020 年
15	杨艳阳	自治区质监局	党组成员、副局长	成员	2016—2020 年
16	文东旭	自治区药监局	党组成员、副局长	成员	2016—2020 年
17	覃武	自治区气象局	副局长	成员	2016—2020 年

序号	姓名	单位名称	职务/职称	人员类别	备注
18	缪剑华	自治区卫生计生委	党组成员、药用植物园主任	成员	2016—2020 年
19	冷静	广西中医药大学	副校长	成员	2016—2020 年
20	马义生	自治区工信委	总工程师	成员	2016—2020 年
21	刘斌	自治区海洋局	副局长	成员	2016—2020 年
22	刘棋	自治区水产畜牧局	总兽医师	成员	2016—2020 年
23	陈赤	自治区中医药局	副局长	办公室成员，联系人	2016—2020 年
24	潘彦卉	自治区发改委	社会处副处长	办公室成员	2016—2020 年
25	赵益真	自治区教育厅	高教处处长	办公室成员	2016—2020 年
26	李海洪	自治区科技厅	社会发展科技处处长	办公室成员	2016—2020 年
27	梁桂迎	自治区民委	社会发展处调研员	办公室成员	2016—2020 年
28	陈庭均	自治区财政厅	社会保障处副处长	办公室成员	2016—2020 年
29	蒋立敏	自治区国土资源厅	地籍管理处副处长	办公室成员	2016—2020 年
30	黄颖	自治区环保厅	生态处副处长	办公室成员	2016—2020 年
31	陈涛	自治区绿色食品办公室	副主任	办公室成员	2016—2020 年
32	谭华昌	自治区林业厅	林改处处长	办公室成员	2016—2020 年
33	李国松	自治区统计局	社科处处长	办公室成员	2016—2020 年
34	苏彩和	自治区质监局	处长	办公室成员	2016—2020 年
35	邱莉	自治区药监局	药品注册管理处副处长	办公室成员	2016—2020 年
36	孙莹	自治区气象局	副处长	办公室成员	2016—2020 年
37	杨富刚	自治区工信委	食品医药工业处处长	办公室成员	2016—2020 年
38	蒋明星	自治区海洋局	处长	办公室成员	2016—2020 年

(续表)

序号	姓名	单位名称	职务/职称	人员类别	备注
39	陈洪	自治区水产畜牧局	副处长	办公室成员	2016—2020 年
40	王孝勋	广西中医药大学	科技处副处长	办公室成员	2016—2020 年
41	余丽莹	广西药用植物园	标本馆馆长	办公室成员,联系人	2016—2020 年

附表3　2020—2021 年普查工作领导小组及办公室成员名单

序号	姓名	单位名称	职务/职称	人员类别	备注
1	黄俊华	自治区人民政府	副主席	组长	2020—2021 年
2	唐宁	自治区人民政府	副秘书长	副组长	2020—2021 年
3	廖品琥	自治区卫生健康委	主任	成员	2020—2021 年
4	唐爱斌	自治区发展和改革委	副主任	成员	2020—2021 年
5	黄雄彪	自治区教育厅	副厅长	成员	2020—2021 年
6	唐咸来	自治区科技厅	副厅长	成员	2020—2021 年
7	马义生	自治区工业与信息化厅	总工程师	成员	2020—2021 年
8	玉石	自治区民宗委	副主任	成员	2020—2021 年
9	黄绪全	自治区财政厅	副厅长	成员	2020—2021 年
10	吴锡熹	自治区自然资源厅	副厅长、总规划师	成员	2020—2021 年
11	欧波	自治区生态环境厅	副厅长	成员	2020—2021 年
12	梁雄	自治区农业农村厅	副厅长	成员	2020—2021 年
13	张志安	自治区市场监管局	副局长	成员	2020—2021 年
14	韩祖海	自治区统计局	总统计师	成员	2020—2021 年
15	黄政康	自治区林业局	副局长	成员	2020—2021 年
16	赵木林	自治区海洋局	副巡视员	成员	2020—2021 年
17	姚春	自治区中医药局	局长	成员,办公室主任	2020—2021 年
18	黄琛	自治区药监局	副巡视员	成员	2020—2021 年

（续表）

序号	姓名	单位名称	职务/职称	人员类别	备注
19	覃武	自治区气象局	副局长	成员	2020—2021 年
20	缪剑华	自治区卫生健康委、广西药用植物园	党组成员，党委书记	成员	2020—2021 年
21	冷静	广西中医药大学	副校长	成员	2020—2021 年
22	胡轩	自治区发展改革委	社会处主任科员	办公室联络员	2020—2021 年
23	李美清	自治区教育厅	高教处处长	办公室联络员	2020—2021 年
24	张士军	自治区科技厅	社会发展科技处副处长	办公室联络员	2020—2021 年
25	杨富刚	自治区工业与信息化厅	食药处处长	办公室联络员	2020—2021 年
26	梁桂迎	自治区民宗委	社会发展处调研员	办公室联络员	2020—2021 年
27	龙莉莉	自治区财政厅	社会保障处调研员	办公室联络员	2020—2021 年
28	吴志伟	自治区自然资源厅	自然资源调查监测处处长	办公室联络员	2020—2021 年
29	于浩龙	自治区生态环境厅	副主任科员	办公室联络员	2020—2021 年
30	唐秀宋	自治区农业农村厅	副处长	办公室联络员	2020—2021 年
31	苏彩和	自治区市场监管局	标准化处处长	办公室联络员	2020—2021 年
32	李国松	自治区统计局	社会科技处处长	办公室联络员	2020—2021 年
33	谭华昌	自治区林业局	林改处处长	办公室联络员	2020—2021 年
34	杨志武	自治区海洋局	海洋规划与经济处处长	办公室联络员	2020—2021 年
35	庞清	自治区中医药局	规划产业处副处长	办公室联络员	2020—2021 年

(续表)

序号	姓名	单位名称	职务/职称	人员类别	备注
36	曹力	自治区药监局	稽查专员	办公室联络员	2020—2021 年
37	孙莹	自治区气象局	副处长	办公室联络员	2020—2021 年
38	余丽莹	广西药用植物园	标本馆馆长	办公室联络员	2020—2021 年
39	于丽	广西中医药大学	科技处综合科科长	办公室联络员	2020—2021 年

附录 2　广西壮族自治区中药资源普查新分类群

一、广西中药资源普查发表新种

附表 4　广西中药资源普查发表新种

种中文名	种拉丁名	科名
中国角孢伞	*Asproinocybe sinensis* T. Bau et G. F. Mou	角孢伞科
广西十字孢伞	*Tricholosporum guangxiense* T. Bau et G. F. Mou	角孢伞科
木论耳蕨	*Polystichum mulunense* X. L. Shen & R. H. Jiang	鳞毛蕨科
灰背木姜子	*Litsea dorsalicana* M. Q. Han & Y. S. Huang	樟科
广西天葵	*Semiaquilegia guangxiensis* Yan Liu & Y. S. Huang	毛茛科
恭城马兜铃	*Aristolochia gongchengensis* Y. S. Huang, Y. D. Peng & C. R. Lin	马兜铃科
环江马兜铃	*Aristolochia huanjiangensis* Yan Liu & L. Wu	马兜铃科
克长马兜铃	*Aristolochia kechangensis* Y. D. Peng & L. Y. Yu	马兜铃科
木论马兜铃	*Aristolochia mulunensis* Y. S. Huang & Yan Liu	马兜铃科
雅长马兜铃	*Aristolochia yachangensis* B. G. Huang, Yan Liu & Y. S. Huang	马兜铃科
南岭景天	*Sedum nanlingense* Yan Liu & C. Y. Zou	景天科
阳朔虎耳草	*Saxifraga yangshuoensis* Hai L. Chen, W. B. Xu & Yan Liu, sp. nov.	虎耳草科

（续表）

种中文名	种拉丁名	科名
那坡栝楼	*Trichosanthes napoensis* D. X. Nong & L. Q. Huang	葫芦科
德保金花茶	*Camellia debaoensis* R. C. Hu & Y. Q. Liufu	山茶科
盾叶虎皮楠	*Daphniphyllum peltatum* Yan Liu & T. Meng	虎皮楠科
石山皂荚	*Gleditsia saxatilis* Z. C. Lu, Y. S. Huang & Yan Liu	豆科
广西油麻藤	*Mucuna guangxiensis* K. W. Jiang & Y. F. Huang	豆科
靖西冬青	*Ilex jingxiensis* Y. F. Huang & M. X. Lai	冬青科
李树刚柿	*Diospyros leei* Yan Liu, S. Shi & Y. S. Huang	柿科
小萼柿	*Diospyros microcalyx* D. X. Nong, Y. D. Peng & L. Y. Yu (*Diospyros minutisepala* Kottaim)	柿科
全州螺序草	*Spiradiclis quanzhouensis* J. Liu & W. B. Xu	茜草科
樊氏香草	*Lysimachia fanii* Y. Feng Huang W. B. Xu & L. N. Dong	报春花科
柳江香草	*Lysimachia liujiangensis* W. B. Xu, Z. C. Lu & L. N. Dong	报春花科
弯管马铃苣苔	*Oreocharis curvituba* J. J. Wei & W. B. Xu	苦苣苔科
白脉石山苣苔	*Petrocodon albinervius* D. X. Nong & Y. S. Huang	苦苣苔科
红柄小花苣苔	*Primulina rufipes* Y. L. Su, P. Yang & Yan Liu	苦苣苔科
燕垌报春苣苔	*Primulina yandongensis* Ying Qin & Yan Liu	苦苣苔科
老安蜘蛛抱蛋	*Aspidistra laongamensis* C. R. Lin & X. Y. Huang	百合科（天门冬科）
崇左蜘蛛抱蛋	*Aspidistra chongzuoensis* C. R. Lin & Y. S. Huang	百合科（天门冬科）
春秀蜘蛛抱蛋	*Aspidistra chunxiuensis* C. R. Lin & Yan Liu	百合科（天门冬科）
闭花蜘蛛抱蛋	*Aspidistra cleistantha* D. X. Nong & H. Z. Lü	百合科（天门冬科）
大化蜘蛛抱蛋	*Aspidistra dahuaensis* D. X. Nong & L. Y. Yu	百合科（天门冬科）
红头蜘蛛抱蛋	*Aspidistra erythrocephala* C. R. Lin & Y. Y. Liang	百合科（天门冬科）

（续表）

种中文名	种拉丁名	科名
背药蜘蛛抱蛋	*Aspidistra extrorsa* C. R. Lin & D. X. Nong	百合科（天门冬科）
灵川蜘蛛抱蛋	*Aspidistra lingchuanensis* C. R. Lin & L. F. Guo	百合科（天门冬科）
弄岗蜘蛛抱蛋	*Aspidistra longgangensis* C. R. Lin, Y. S. Huang & Yan Liu	百合科（天门冬科）
龙胜蜘蛛抱蛋	*Aspidistra longshengensis* C. R. Lin & W. B. Xu	百合科（天门冬科）
罗城蜘蛛抱蛋	*Aspidistra luochengensis* B. Pan & C. R. Lin	百合科（天门冬科）
拟卵叶蜘蛛抱蛋	*Aspidistra ovatifolia* Yan Liu & C. R. Lin	百合科（天门冬科）
融安蜘蛛抱蛋	*Aspidistra ronganensis* C. R. Lin, J. Liu & W. B. Xu	百合科（天门冬科）
囊花蜘蛛抱蛋	*Aspidistra saccata* X. Y. Huang, Y. D. Peng & D. X. Nong, sp. nov.	百合科（天门冬科）
狭叶蜘蛛抱蛋	*Aspidistra stenophylla* C. R. Lin et R. C. Hu	百合科（天门冬科）
剑叶蜘蛛抱蛋	*Aspidistra tenuifolia* C. R. Lin & J. C. Yang	百合科（天门冬科）
宜州蜘蛛抱蛋	*Aspidistra yizhouensis* P. Pan & C. R. Lin	百合科（天门冬科）
中越万寿竹	*Disporum sinovietnamicum* R. C. Hu & Y. Feng Huang	百合科（秋水仙科）
硬叶沿阶草	*Ophiopogon sclerophyllus* D. X. Nong & H. Z. L, sp. nov.	百合科（天门冬科）
卷瓣球子草	*Peliosanthes revoluta* D. X. Nong & L. Y. Yu	百合科（天门冬科）
岩生鸢尾	*Iris calcicole* Z. C. Lu, Z. P. Huang & Yan Liu, sp. nov.	鸢尾科
南丹金线莲	*Anoectochilus nandanensis* Y. F. Huang & X. C. Qu	兰科
弄岗虾脊兰	*Calanthe longgangensis* Y. S. Huang & Yan Liu	兰科

（续表）

种中文名	种拉丁名	科名
花坪天麻	*Gastrodia huapingensis* X. Y. Huang，A. Q. Hu & Yan Liu	兰科
那坡齿唇兰	*Odontochilus napoensis* H. Tang & Y. F. Huang	兰科
雅长山兰	*Oreorchis yachangensis* Z. B. Zhang & B. G. Huang	兰科
平乐薹草	*Carex pingleensis* Z. C. Lu，Y. F. Lu & X. F. Jin	莎草科
石生油桐	*Vernicia calcicola* Y. Feng Huang & D. X. Nong	大戟科

二、广西中药资源普查发表中国新记录

附表5　广西中药资源普查发表中国新记录

种中文名	种拉丁名	科名	发表时间	发现地区
黄金柏属	*Xanthocyparis* Farjon & Hiep	G6 柏科	2013	广西（环江）
越南黄金柏	*Xanthocyparis vietnamensis* Farjon & Hiep	G6 柏科	2013	广西（环江）
十瓣瑞香属	*Linostoma* Wall. ex Endl.	81 瑞香科	2014	广西（宁明）
多脉十瓣瑞香	*Linostoma persimile* Craib	81 瑞香科	2014	广西（宁明）
厚叶棒锤瓜	*Neoalsomitra sarcophylla* （Wall.）Hutch.	103 葫芦科	2014	广西（那坡、靖西、大新、宁明、龙州、大化）
三岛球兰	*Hoya tamdaoensis* Rodda & T. B. Tran	231 萝藦科	2018	广西（那坡）
吉婆岛蜘蛛抱蛋	*Aspidistra arnautovii* H.-J. Tillich	293 百合科	2016	广西（龙州）
黄瓣蜘蛛抱蛋	*Aspidistra lutea* H.-J. Tillich	293 百合科	2016	广西（靖西）
红柱开口箭	*Tupistra cardinalis* Aver.，N. Tanaka & Son	293 百合科	2020	广西（那坡、靖西、天等、大新）
匍匐叉柱兰	*Cheirostylis serpens* Aver.	326 兰科	2013	广西（靖西）
角唇隔距兰	*Cleisostoma tricornutum* Averyanov	326 兰科	2018	广西（龙州）
宽叶玉凤花	*Habenaria lindleyana* Steud.	326 兰科	2017	广西（龙州）

三、广西中药资源普查发表广西新记录

附表6 广西中药资源普查发表广西新记录

中文名	拉丁名	科名	发表时间	发现地区
南岭石杉	*Huperzia nanlingensis* Y. H. Yan & N. Shrestha	F3 石松科	2017	广西(乐业);广东、湖南
蕨萁	*Botrychium virginianum* (Linn.) Sw.	F9 瓶儿小草科	2017	广西(乐业);浙江、山西、陕西、湖北、云南、四川、贵州、安徽、重庆、甘肃、河南
澜沧凤了蕨	*Coniogramme serrulata* (Blume) Fée	F27 凤尾蕨科	2017	广西(乐业);云南
筱英凤尾蕨	*Pteris xiaoyingae* H. He & L. B. Zhang	F27 凤尾蕨科	2017	广西(靖西);贵州
安蕨	*Anisocampium cumingianum* Presl	F36 蹄盖蕨科	2022	广西(那坡);云南
卵果双盖蕨	*Diplazium ovatum* (W. M. Chu ex Ching & Z. Y. Liu) Z. R. He	F36 蹄盖蕨科	2017	广西(乐业);云南、四川、贵州、重庆
厚叶实蕨	*Bolbitis hainanensis* Ching et C. H. Wang	F45 鳞毛蕨科	2017	广西(防城港);海南、云南
河口实蕨	*Bolbitis hekouensis* Ching	F45 鳞毛蕨科	2017	广西(靖西);海南、云南
粗齿鳞毛蕨	*Dryopteris juxtaposita* Christ	F45 鳞毛蕨科	2017	广西(乐业);云南、四川、贵州、甘肃、西藏
亮叶耳蕨	*Polystichum lanceolatum* (Bak.) Diels	F45 鳞毛蕨科	2022	广西(那坡);江西、湖北、湖南、贵州、河南
培善耳蕨	*Polystichum peishanii* Li Bing Zhang & H. He	F45 鳞毛蕨科	2022	广西(那坡);贵州
柳叶黄肉楠	*Actinodaphne lecomtei* Allen	11 樟科	2016	广西(乐业);四川、贵州、广东
富宁油果樟	*Syndiclis fooningensis* H. W. Li	11 樟科	2016	广西(那坡);云南

（续表）

中文名	拉丁名	科名	发表时间	发现地区
短蕊青藤	*Illigera brevistaminata* Y. R. Li	13a 莲叶桐科	2015	广西（环江）；贵州
尾囊草属	*Urophysa* Ulbr.	15 毛茛科	2017	广西（环江）；四川、贵州、湖北、湖南、广东
尾囊草	*Urophysa henryi*（Oliv.）Ulbr.	15 毛茛科	2017	广西（环江）；四川、贵州、湖北、湖南、广东
鄂西十大功劳	*Mahonia decipiens* Schneid.	19 小檗科	2022	广西（隆林）；湖北
细齿十大功劳	*Mahonia leptodonta* Gagnep.	19 小檗科	2015	广西（凤山）；云南、四川
密花藤	*Pycnarrhena lucida*（Teijsm. et Binn.）Miq.	23 防己科	2014	广西（大新）；海南
黄药属	*Ichtyoselmis* Lidén & Fukuhara	32 罂粟科	2014	广西（资源）；湖北、四川、云南、贵州
黄药	*Ichtyoselmis macrantha*（Oliver）Lidén	32 罂粟科	2014	广西（资源）；湖北、四川、云南、贵州
寄生鳞叶草属	*Epirixanthes* Blume	42 远志科	2018	广西（德保）；云南、香港、福建、海南
寄生鳞叶草	*Epirixanthes elongata* Blume	42 远志科	2018	广西（德保）；云南、香港、福建、海南
合页草	*Strobilanthes kingdonii* J. R. I. Wood	42 远志科	2016	广西（乐业）；四川、贵州、云南
倒卵叶梅花草	*Parnassia obovata* Hand.-Mazz.	47 虎耳草科	2015	广西（罗城）；贵州
卵叶丁香蓼	*Ludwigia ovalis* Miq.	57 蓼科	2014	广西（融水）；安徽、江苏、浙江、江西、湖南、福建、广东、台湾

（续表）

中文名	拉丁名	科名	发表时间	发现地区
黏腺果属	*Commicarpus* Standl.	83 紫茉莉科	2016	广西（凌云、凤山）；广东、海南
中华黏腺果	*Commicarpus chinensis*（L.）Heim.	83 紫茉莉科	2016	广西（凌云、凤山）；广东、海南
罗汉松叶海桐	*Pittosporum kweichowense* var. *podocarpifolium*（C. Y. Wu）Z. Y. Zhang & Turland	88 海桐花科	2022	广西（隆林）；云南
狭叶缝线海桐	*Pittosporum perryanum* var. *linearifolium* Chang et Yan	88 海桐花科	2015	广西（环江）；贵州
翅茎绞股蓝	*Gynostemma caulopterum* S. Z. He	103 葫芦科	2013	广西（乐业）；贵州
翅茎异形木	*Allomorphia curtisii*（King）Ridley	120 野牡丹科	2015	广西（那坡）；云南
西畴酸脚杆	*Medinilla fengii*（S. Y. Hu）C. Y. Wu et C. Chen	120 野牡丹科	2016	广西（那坡）；台湾、云南
凹脉苹婆	*Sterculia impressinervis* Hsue	130 梧桐科	2016	广西（靖西、那坡）；云南
小叶枇杷	*Eriobotrya seguinii*（Lévl.）Card. ex Guillaumin	143 蔷薇科	2014	广西（靖西、那坡、三江、乐业、隆林）；贵州
光果悬钩子	*Rubus glabricarpus* Cheng	143 蔷薇科	2015	广西（环江）；浙江、福建
显脉红花荷	*Rhodoleia henryi* Tong	151 金缕梅科	2015	广西（环江）；云南
沙坝榕	*Ficus chapaensis* Gagnep.	167 桑科	2014	广西（靖西）；云南、四川
滇葎草	*Humulus yunnanensis* Hu	170 大麻科	2016	广西（乐业）；云南
麻核藤属	*Natsiatopsis* Kurz	179 茶茱萸科	2021	广西（龙州）；云南
麻核藤	*Natsiatopsis thunbergiaefolia* Kurz	179 茶茱萸科	2021	广西（龙州）；云南

（续表）

中文名	拉丁名	科名	发表时间	发现地区
细梗勾儿茶	*Berchemia longipedicellata* Y. L. Chen et P. K. Chou	190 鼠李科	2015	广西（环江）；西藏、云南、贵州
短柱胡颓子	*Elaeagnus difficilis* var. *brevistyla* W. K. Hu et H. F. Chow	191 胡颓子科	2022	广西（隆林）；重庆、云南
马肾果	*Aglaia edulis* (Roxburgh) Wallich	197 楝科	2014	广西（那坡）；云南
碧绿米仔兰	*Aglaia perviridis* Hiern	197 楝科	2015	广西（靖西、宁明、防城港）；云南
三花越橘	*Vaccinium triflorum* Rehd.	215 杜鹃花科	2015	广西（环江）；贵州、云南
短柱胡颓子	*Elaeagnus difficilis* var. *brevistyla* W. K. Hu et H. F. Chow	191 胡颓子科	2022	广西（隆林）；重庆、云南
胶核木属	*Myxopyrum* Blume	229 木樨科	2021	广西（防城港）；海南
胶核木	*Myxopyrum pierrei* Gagnepain	229 木樨科	2021	广西（防城港）；海南
短萼齿木属	*Brachytome* Hook. f.	232 茜草科	2020	广西（岑溪、靖西）；云南、西藏、海南
海南短萼齿木	*Brachytome hainanensis* C. Y. Wu ex W. C. Chen	232 茜草科	2020	广西（岑溪、靖西）；海南
疏毛短萼齿木	*Brachytome hirtellata* var. *glabrescens* W. C. Chen	232 茜草科	2020	广西（靖西）；云南、西藏
香茜属	*Carlemannia* Benth.	232 茜草科	2016	广西（凌云）；云南、西藏
香茜	*Carlemannia tetragona* Hook. f.	232 茜草科	2016	广西（凌云）；云南、西藏
连山耳草	*Hedyotis lianshaniensis* Ko	232 茜草科	2020	广西（藤县、蒙山、容县）；广东
富宁报春茜	*Leptomischus funingensis* Lo	232 茜草科	2020	广西（百色、田林、那坡）；云南

（续表）

中文名	拉丁名	科名	发表时间	发现地区
卷毛新耳草	*Neanotis boerhaavioides* （Hance）Lewis	232 茜草科	2020	广西（钟山、容县）；广东、福建、江西、香港
大桥蛇根草	*Ophiorrhiza filibracteolata* Lo	232 茜草科	2015	广西（环江）；广东
狭叶球核荚蒾	*Viburnum propinquum* var. *mairei* W. W. Smith	233 忍冬科	2015	广西（环江）；湖北、四川、贵州
狭翅兔儿风	*Ainsliaea apteroides*（Chang）Y. C. Tseng	238 菊科	2014	广西（环江）；云南、四川
蓝花野茼蒿	*Crassocephalum rubens*（Jussieu ex Jacquin）S. Moore	238 菊科	2015	广西（那坡）；云南
羽叶菊属	*Nemosenecio*（Kitam.）B. Nord.	238 菊科	2021	广西（那坡）；台湾及我国西南部
茄状羽叶菊	*Nemosenecio solenoides*（Dunn）B. Nord.	238 菊科	2021	广西（那坡）；云南
一年生风铃草	*Campanula dimorphantha* Schweinfurth	243 桔梗科	2016	广西（乐业）；台湾、广东、云南、四川、陕西、贵州
泽番椒属	*Deinostema* T. Yamaz.	252 玄参科	2018	广西（灵川、临桂、兴安、恭城）；全国都有分布
有腺泽番椒	*Deinostema adenocaula*（Maximowicz）T. Yamazaki	252 玄参科	2018	广西（灵川、临桂、兴安、恭城）；贵州、浙江、台湾等
疏毛长蒴苣苔	*Didymocarpus stenanthos* var. *pilosellus* W. T. Wang	256 苦苣苔科	2016	广西（乐业）；贵州
贵州喜鹊苣苔	*Ornithoboea feddei*（Lévl.）Burtt	256 苦苣苔科	2014	广西（隆林）；贵州
厚叶蛛毛苣苔	*Paraboea crassifolia*（Hemsl.）Burtt	256 苦苣苔科	2014	广西（隆林）；湖北、四川、贵州、云南

中文名	拉丁名	科名	发表时间	发现地区
抽葶大青	*Clerodendrum subscaposum* Hemsl.	263 马鞭草科	2014	广西（靖西）；云南
簇序属	*Craniotome* Reichenb.	264 唇形科	2015	广西（田林）；云南、四川、西藏
簇序草	*Craniotome furcata*（Link）O. Ktze.	264 唇形科	2015	广西（田林）；云南、四川、西藏
黄花香薷	*Elsholtzia flava*（Benth.）Benth.	264 唇形科	2015	广西（隆林）；湖北、四川、贵州、云南、浙江
滨海白绒草	*Leucas chinensis*（Retz.）R. Br.	264 唇形科	2015	广西（北海）；海南、台湾
滇南冠唇花	*Microtoena patchoulii*（C. B. Clarke ex J. D. Hooker）C. Y. Wu & Hsuan	264 唇形科	2016	广西（乐业）；云南
海南深红鸡脚参	*Orthosiphon rubicundus* var. *hainanensis* Sun ex C. Y. Wu	264 唇形科	2015	广西（大新、宁明、南宁、上思、田东）；海南
苣叶鼠尾草	*Salvia sonchifolia* C. Y. Wu	264 唇形科	2016	广西（那坡）；云南
楔叶红茎黄芩	*Scutellaria yunnanensis* var. *cuneata* C. Y. Wu & W. T. Wang	264 唇形科	2015	广西（环江）；云南
西南水苏	*Stachys kouyangensis*（Vaniot）Dunn	264 唇形科	2015	广西（田林）；云南、贵州、四川、湖北
海南万寿竹	*Disporum hainanense* Merr.	293 百合科	2016	广西（宁明）；海南
环花开口箭	*Rohdea annulata*（H. Li & J. L. Huang）Yamashita & M. N. Tamura	293 百合科	2022	广西（凤山）；云南
螳螂跌打	*Pothos scandens* L.	302 天南星科	2014	广西（靖西）；西藏、云南
独花兰属	*Changnienia* S. S. Chien	326 兰科	2018	广西（兴安）；甘肃、陕西、四川、重庆、贵州、湖北、湖南、安徽、江西、江苏、浙江

(续表)

中文名	拉丁名	科名	发表时间	发现地区
独花兰	*Changnienia amoena* S. S. Chien	326 兰科	2018	广西（兴安）；甘肃、陕西、四川、重庆、贵州、湖北、湖南、安徽、江西、江苏、浙江
果香兰	*Cymbidium suavissimum* Sander ex C. Curtis	326 兰科	2018	广西（德保）；云南、贵州、海南
锚柱兰属	*Didymoplexiella* Garay	326 兰科	2015	广西（防城港）；台湾，海南
锚柱兰	*Didymoplexiella siamensis*	326 兰科	2015	广西（防城港）；台湾，海南
双点莪兰	*Eria bipunctata* Lindl.	326 兰科	2015	广西（环江）；云南
大花斑叶兰	*Goodyera biflora*（Lindl.）Hook. f.	326 兰科	2018	广西（乐业）；西藏、甘肃、陕西、河南、安徽、湖北、江苏、四川、云南、贵州、福建、湖南、浙江、广东、海南、台湾
小羊耳蒜	*Liparis fargesii* Finet	326 兰科	2018	广西（乐业）；甘肃、陕西、四川、云南、贵州、湖南、湖北
吉氏羊耳蒜	*Liparis tsii* H. Z. Tian & A. Q. Hu	326 兰科	2018	广西（资源）；广东
日本对叶兰	*Neottia japonica*（Blume）Szlachetko	326 兰科	2018	广西（资源）；湖南、浙江、台湾
条裂鸢尾兰	*Oberonia jenkinsiana*（Rchb. F.）Griff. ex Lindl.	326 兰科	2018	广西（德保）；云南
鹿角兰属	*Pomatocalpa* Breda	326 兰科	2018	广西（德保）；海南、云南、台湾

（续表）

中文名	拉丁名	科名	发表时间	发现地区
台湾鹿角兰	*Pomatocalpa undulatum* subsp. *acuminatum*（Rolfe）S. Watthana & S. W. Chung	326 兰科	2018	广西（德保）；云南、台湾
扁秆荆三棱	*Bolboschoenus planiculmis* (F. Schmidt) T. V. Egorova	331 莎草科	2018	广西（北海、防城港）；安徽、甘肃、黑龙江、吉林、辽宁、内蒙古、宁夏、青海、陕西、河北、河南、山东、山西、湖北、江苏、上海、台湾等
密穗莎草	*Cyperus eragrostis* Vahl	331 莎草科	2018	广西（钦州、防城港）；海南、台湾等
菵草属	*Beckmannia* Host	332 禾本科	2019	广西（灵川、富川）；甘肃、河北、黑龙江、江苏、吉林、辽宁、内蒙古、青海、西藏、浙江、云南、四川等
菵草	*Beckmannia syzigachne*（Steud.）Fern.	332 禾本科	2019	广西（灵川、富川）；甘肃、河北、黑龙江、江苏、吉林、辽宁、内蒙古、青海、西藏、浙江、云南、四川等
草沙蚕属	*Tripogon* Roem. & Schult.	332 禾本科	2019	广西（灵川）；福建、贵州、河南、陕西、西藏、云南、浙江、四川等
线形草沙蚕	*Tripogon filiformis* Nees ex Stend.	332 禾本科	2019	广西（灵川）；福建、贵州、河南、陕西、西藏、云南、浙江、四川等

附录 3　中药市场联动性检验

一、指数平稳性检验结果

（一）对四个指数原序列进行 ADF 平稳性检验

按正文中表 6 - 2 的顺序排列，如下所示。

1. 广西中药材价格指数　非平稳。

附表 7　广西中药材价值指数的 ADF 单位根检验结果

		t 统计量	P 值
ADF 单位根检验		−1.559 630	0.488 8
临界值	1% level	−3.699 871	
	5% level	−2.976 263	
	10% level	−2.627 420	

2. 康美·中国中药材价格指数　非平稳。

附表 8　康美·中国中药材价格指数的 ADF 单位根检验结果

		t 统计量	P 值
ADF 单位根检验		0.257 254	0.971 5
临界值	1% level	−3.689 194	
	5% level	−2.971 853	
	10% level	−2.625 121	

3. 中国·成都中药材价格指数　非平稳。

附表 9　中国·成都中药材价格指数的 ADF 单位根检验结果

		t 统计量	P 值
ADF 单位根检验		−0.270 298	0.917 8
临界值	1% level	−3.679 322	

（续表）

		t 统计量	P 值
	5% level	−2.967 767	
	10% level	−2.622 989	

4. 中药材天地网价格指数　非平稳。

附表 10　中药材天地网价格指数的 ADF 单位根检验结果

		t 统计量	P 值
ADF 单位根检验		3.645 134	1.000 0
临界值	1% level	−3.699 871	
	5% level	−2.976 263	
	10% level	−2.627 420	

（二）对四个指数的二阶差分序列进行 ADF 平稳性检验

按正文中表 6-3 的顺序排列如下所示。所以四个时间序列为二阶单整时间序列，满足做协整检验的同阶单整的前提条件。

1. 二阶差分的广西中药材价格指数　平稳。

附表 11　二阶差分的广西中药材价格指数的 ADF 单位根检验结果

		t 统计量	P 值
ADF 单位根检验		−8.259 718	0.000 0
临界值	1% level	−3.699 871	
	5% level	−2.976 263	
	10% level	−2.627 420	

2. 二阶差分的康美·中国中药材价格指数　平稳。

附表 12　二阶差分的康美·中国中药材价格指数的 ADF 单位根检验结果

		t 统计量	P 值
ADF 单位根检验		−5.482 008	0.000 1
临界值	1% level	−3.711 457	

(续表)

		t 统计量	P 值
	5% level	−2.981 038	
	10% level	−2.629 906 1	

3．二阶差分的中国·成都中药材价格指数　平稳。

附表 13　二阶差分的中国·成都中药材价格指数的 ADF 单位根检验结果

		t 统计量	P 值
ADF 单位根检验		−6.838 280	0.000 0
临界值	1% level	−3.699 871	
	5% level	−2.976 263	
	10% level	−2.627 420	

4．二阶差分的中药材天地网价格指数　平稳。

附表 14　二阶差分的中药材天地网价格指数的 ADF 单位根检验结果

		t 统计量	P 值
ADF 单位根检验		−3.855 502	0.007 4
临界值	1% level	−3.724 070	
	5% level	−2.986 225	
	10% level	−2.632 604	

二、协整检验结果

本研究协整检验方法采取第六章所述 EG 两步检验法。

1．广西中药材价格指数与康美·中国中药材价格指数　首先建立关于因变量广西中药材价格指数和自变量康美·中国中药材价格指数的回归函数如附表 15。

附表 15　广西中药材价格指数与康美·中国中药材价格指数回归函数

变量	系数	标准误差	t 统计量	P 值
C	0.734 345	0.042 031	17.471 52	0.000 0
KANGMEI	0.311 552	0.033 761	9.228 293	0.000 0

变量	系数	标准误差	t 统计量	P 值
R 方	0.752 566	被解释变量的样本均值		1.119 530
调整后的 R 方	0.743 729	被解释变量的标准差		0.053 463
回归标准差	0.027 065	赤池信息准则		−4.316 836
残差平方和	0.020 510	施瓦兹信息准则		−4.223 423
对数似然函数值	66.752 54	HQ 信息准则		−4.286 952
F 统计量	85.161 40	杜宾-沃森统计		0.217 893
F 统计的 P 值	0.000 000			

此时方程系数都显著,提取残差做 ADF 检验,如附表 16。

附表 16　ADF 检验

		t 统计量	P 值
ADF 单位根检验		−1.819 238	0.066 1
临界值	1% level	−2.647 120	
	5% level	−1.952 910	
	10% level	−1.610 011	

协整检验结果表示在显著性水平 10% 条件下,广西中药材价格指数与自变量康美·中国中药材价格指数间存在协整关系。

2. 广西中药材价格指数与中国·成都中药材价格指数　首先建立关于因变量广西中药材价格指数和自变量中国·成都中药材价格指数的回归函数如附表 17。

附表 17　广西中药材价格指数与中国·成都中药材价格指数回归函数

变量	系数	标准误差	t 统计量	P 值
C	0.688 450	0.051 872	13.272 13	0.000 0
CHENGDU	0.368 511	0.044 110	8.354 458	0.000 0
R 方	0.713 693	被解释变量的样本均值		1.119 530
调整后的 R 方	0.703 467	被解释变量的标准差		0.053 463
回归标准差	0.029 113	赤池信息准则		−4.170 915
残差平方和	0.023 732	施瓦兹信息准则		−4.077 501

（续表）

变量	系数	标准误差	t 统计量	P 值
对数似然函数值	64.563 72	HQ 信息准则		−4.141 031
F 统计量	69.796 96	杜宾-沃森统计		1.119 530
F 统计的 P 值	0.000 000			

此时方程系数都显著，提取残差做 ADF 检验，如附表 18。

附表 18　ADF 检验

		t 统计量	P 值
ADF 单位根检验		−2.388 542	0.018 7
临界值	1% level	−2.647 120	
	5% level	−1.952 910	
	10% level	−1.610 011	

协整检验结果表示在显著性水平 5% 条件下，广西中药材价格指数与中国·成都中药材价格指数间存在协整关系。

3. 广西中药材价格指数与中药材天地网价格指数　首先建立关于因变量广西中药材价格指数和自变量中药材天地网价格指数的回归函数如附表 19。

附表 19　广西中药材价格指数与中药材天地网价格指数回归函数

变量	系数	标准误差	t 统计量	P 值
C	0.721 469	0.096 322	7.490 150	0.000 0
TIANCAI	0.357 830	0.086 302	4.146 268	0.000 3
R 方	0.380 415	被解释变量的样本均值		1.119 530
调整后的 R 方	0.358 287	被解释变量的标准差		0.053 463
回归标准差	0.042 828	赤池信息准则		−3.398 931
残差平方和	0.051 358	施瓦兹信息准则		−3.305 518
对数似然函数值	52.983 96	HQ 信息准则		−3.369 047
F 统计量	17.191 54	杜宾-沃森统计		0.114 194
F 统计的 P 值	0.000 000			

此时方程系数都显著,提取残差做 ADF 检验,如附表 20。

附表 20　ADF 检验

		t 统计量	P 值
ADF 单位根检验		−1.994060	0.0459
临界值	1% level	−2.653401	
	5% level	−1.953858	
	10% level	−1.609571	

协整检验结果表示在显著性水平 5% 条件下,广西中药材价格指数与中药材天地网价格指数间存在协整关系。

三、格兰杰因果检验结果

1. 广西中药材价格指数与康美·中国中药材价格指数　首先依据上述达到平稳性条件的差分序列:二阶差分的广西中药材价格指数序列和二阶差分的康美·中国中药材价格指数序列,确定 VAR 模型的滞后阶数:5。

附表 21　VAR 模型

滞后阶数	最大似然估计	似然比	最终预报误差准则	赤池信息准则	施瓦兹信息准则	HQ 信息准则
0	101.5292	NA*	1.63e−07	−9.952921	−9.853348*	−9.933483
1	106.0123	7.621275	1.56e−07	−10.00123	−9.702512	−9.942918
2	111.8394	8.740578	1.32e−07	−10.18394	−9.686070	−10.08675
3	114.4728	3.423442	1.58e−07	−10.04728	−9.350266	−9.911214
4	116.4292	2.152090	2.09e−07	−9.842923	−8.946764	−9.667983
5	124.4666	7.233617	1.60e−07	−10.24666	−9.151353	−10.03284
6	125.4908	0.716951	2.70e−07	−9.949080	−8.654628	−9.696389

* 表示准则选择的滞后阶数;似然比:似然比检验统计检验(各检验均在 5% 的水平上进行)

格兰杰因果检验结果如附表 22 所示:在 10% 的显著性水平下,广西中药材价格指数不是康美·中国中药材价格指数的格兰杰因,而康美·中国中药材价格指数是广西中药材价格指数的格兰杰因。

附表 22　格兰杰因果检验

零假设	观测值	F 统计量	P 值
KANGMEI2 不是 ZYPC2 的格兰杰因	23	2.513 49	0.088 6
KH2 不是 KANGMEI2 的格兰杰因		0.769 40	0.589 5

2. 广西中药材价格指数与中国·成都中药材价格指数　首先确定 VAR 模型的滞后阶数:1 阶。

附表 23　VAR 模型

滞后阶数	最大似然估计	似然比	最终预报误差准则	赤池信息准则	施瓦兹信息准则	HQ 信息准则
0	105.248 1	NA*	1.12e−07	−10.324 81	−10.225 23*	−10.305 37
1	110.773 3	9.392 963	9.70e−08*	−10.477 33*	−10.178 61	−10.419 02*
2	112.287 3	2.271 018	1.27e−07	−10.228 73	−9.730 868	−10.131 55
3	114.734 1	3.180 847	1.54e−07	−10.073 41	−9.376 402	−9.937 350
4	121.081 7	6.982 268	1.31e−07	−10.308 17	−9.412 007	−10.133 23
5	122.982 8	1.710 999	1.85e−07	−10.098 28	−9.002 972	−9.884 462
6	124.958 1	1.382 706	2.85e−07	−9.895 807	−8.601 355	−9.643 116

* 表示准则选择的滞后阶数;似然比:似然比检验统计检验(各检验均在 5% 的水平上进行)

格兰杰因果检验结果如附表 24 所示:在 10% 的显著性水平下,广西中药材价格指数不是中国·成都中药材价格指数的格兰杰因,而中国·成都中药材价格指数是广西中药材价格指数的格兰杰因。

附表 24　格兰杰因果检验

零假设	观测值	F 统计量	P 值
CHENGDU2 不是 ZYPC2 的格兰杰因	27	3.991 97	0.057 2
KH2 不是 CHENGDU2 的格兰杰因		0.002 94	0.957 2

3. 广西中药材价格指数与中药材天地网价格指数　首先确定 VAR 模型的滞后阶数:3 阶。

附表 25　VAR 模型

滞后阶数	最大似然估计	似然比	最终预报误差准则	赤池信息准则	施瓦兹信息准则	HQ 信息准则
0	101.584 5	NA*	1.62e−07	−9.958 455	−9.858 881*	−9.939 017
1	105.985 5	7.481 560	1.57e−07*	−9.998 546	−9.699 827	−9.940 233
2	108.971 4	4.478 920	1.76e−07	−9.897 141	−9.399 275	−9.799 952
3	113.998 7	6.535 444	1.66e−07	−9.999 868	−9.302 855	−9.863 803
4	116.727 7	3.001 902	2.03e−07	−9.872 768	−8.976 609	−9.697 828
5	119.467 1	2.465 522	2.64e−07	−9.746 715	−8.651 409	−9.532 899
6	123.607 9	2.898 559	3.26e−07	−9.760 794	−8.466 343	−9.508 104

* 表示准则选择的滞后阶数；似然比：似然比检验统计检验（各检验均在 5% 的水平上进行）

格兰杰因果检验结果如附表 26 所示：在 10% 的显著性水平下，广西中药材价格指数不是中药材天地网价格指数的格兰杰因，而中药材天地网价格指数也不是广西中药材价格指数的格兰杰因。

附表 26　格兰杰因果检验

零假设	观测值	F 统计量	P 值
TIANCAI2 不是 ZYPC2 的格兰杰因	25	1.246 92	0.322 1
KH2 不是 TIANCAI2 的格兰杰因		1.715 10	0.199 6

附录 4　靖西端午传统药市部分药用植物

附表 27　靖西端午传统药市部分药用植物

序号	药市名	中文名	用途	用法
1	菖蒲, qing fu	菖蒲	健脾化湿	煎服, 外用
2	石菖蒲	石菖蒲	祛风除湿, 理气止痛	煎服
3	臭椿	臭椿	清热解毒	浴用
4	山姜	山姜	消肿止痛	治腹痛泄泻、腹胀、胃痛

（续表）

序号	药市名	中文名	用途	用法
5	砂仁	砂仁	健胃消食，安胎	煎服
6	shi yang nang	楤木	主治皮肤痒	浴用
7	走马胎，man xi	大叶紫金牛	活血行血，除湿祛风，消肿止痛；主治风湿性关节炎，跌打损伤，痈疖溃烂，经闭，产后血瘀、腹痛等	煎服，外用适量
8	细辛	圆叶细辛	宣肺止咳；主治感冒风寒，鼻炎，慢性气管炎，风湿痹痛	煎服，泡酒外擦于患处
9	天冬，yamong long	天门冬	滋补	炖食
10	白及	白及	止血补肺，生肌止痛	
11	草苁蓉	蛇菇	补肾壮阳，润肠通便；主治肾虚阳痿、腰膝冷痛、老年习惯性便秘、膀胱炎等	煎服、泡酒
12	夏枯草	夏枯草	清肝火，散郁结	煎服
13	zeng mu	苏木	主治痛经，跌打损伤，风湿性关节炎	煎服、泡酒
14	开口箭	开口箭	清热解毒；主治喉咙肿痛，毒蛇咬伤	煎服
15	meizhong tun	阴香	主治胃寒痛	煎服
16	肉桂	肉桂	主治胃痛	研粉冲服
17	四方藤	翼茎粉藤、四方藤	祛风除湿，舒筋活血；主治风湿性关节炎，跌打内伤	煎服
18	青龙须	威灵仙	主治腰痛，风湿骨痛	煎服、浴用治痔疮
19	山黄皮	山黄皮	疏风散热，行气止痛，除湿消肿；主治感冒发热，疟疾，胃痛，风湿性关节炎等	煎服，鲜叶捣烂外用
20	岩黄连	深山黄堇	主治热毒痈疮，肝炎	煎服，根研粉外用
21	鱼木	树头菜	清热解毒	作蔬菜食用

序号	药市名	中文名	用途	用法
22	穿破石	构棘	主治肺结核,黄疸肝炎,风湿性腰痛;骨折,跌打损伤	煎服,外用
23	郁金	郁金	破血通经,行气止痛	煎服
24	姜黄	姜黄	主治月经不调,肩膀痹痛,小儿盗汗	煎服
25	龙骨风,nuo long	树蕨	主治风湿骨痛,跌打损伤	煎服
26	大风茅	柠檬香茅	主治风湿	浴用
27	金钱草	广东金钱草	主治黄疸肝炎,肺结核,尿路感染	煎服
28	葫芦茶	葫芦茶	清热解毒,消食,利尿;主治肝炎,支气管炎,消化不良,肾炎,痢疾,肠炎,慢性溃疡等	煎服,外用适量
29	马蹄菜	马蹄金	消炎解毒,凉血,利尿	煎服
30	接骨草	红接骨草	主治跌打损伤,骨折	捣烂外敷
31	红孩儿	薯莨	清热解毒,凉血止血;主治痢疾,腹泻,肺结核,咯血,外伤出血,毒蛇咬伤,烧烫伤	水煎服,研粉开水冲服,外用适量
32	粉萆薢	黄姜、叉叶薯莨	主治风湿关节炎,过敏性皮炎,坐骨神经痛,跌打损伤	泡酒外用
33	松筋草	扁竹石松	主治跌打损伤,风湿骨痛,月经不调	煎服
34	黑墨草,pin lu hao	旱莲草	止血凉血,收敛,散瘀;主治痢疾,腹泻,咯血、呕血等各种出血,小儿高热	煎服,外用适量
35	红葱,congning	红葱	补虚益气;主治气血两虚,痛经	与鸡肉炖食,泡酒
36	当归藤,dan dang	小花酸藤子	补血调经,祛风止痛;主治不孕症,月经不调,姜黄病,腰腿痛等	煎服

（续表）

序号	药市名	中文名	用途	用法
37	一点红	一点红	清热解毒,散瘀消肿;主治上呼吸道感染,咽喉肿痛,口腔溃疡,肺炎,皮肤湿疹等	煎服,捣烂外用
38	过江龙	过江龙,眼镜豆	祛风湿,通经络,活血散瘀;主治风湿性关节痛,跌打损伤,骨折,四肢麻木等	煎服,外用适量
39	节节草	问荆、笔管草	止血,止咳;主治跌打,消肿,驱风,利湿,治黄疸肝炎	煎服
40	谷精草	谷精草	主治风热目赤,肿痛羞明,眼生翳膜,风热头痛	煎服
41	扶芳藤	小叶扶芳藤	舒经络,散瘀血;主治风湿性关节痛,跌打损伤,外伤出血,月经不调,咯血,血崩等	煎服,外用适量
42	五指牛奶	粗叶榕、五指毛桃	行气止痛,强筋骨,除湿毒;主治末梢神经炎,关节炎,瘫痪,肾炎,咳血,跌打损伤等	煎服,外用适量
43	大驳骨	黑叶接骨草	主治骨折,关节脱臼	外用
44	白眉	白眉	主治咳嗽,小儿疳积,跌打损伤	煎服,外敷
45	透骨消	连钱草	主治小儿惊风,跌打损伤,蛇咬伤	煎服
46	皂角刺,nang fang qiang mu lin	皂荚	消肿排脓;主治痈肿疮毒	外用,煎服
47	麻骨风	小叶买麻藤	主治肾炎,风湿关节痛	
48	绞股蓝	三叶绞股蓝	主治肝炎,咳嗽	煎服、茶饮
49	白花蛇舌草	白花蛇舌草	清热解毒,活血利尿;主治扁桃体炎,咽喉炎,尿路感染,盆腔炎,阑尾炎,肝炎,菌痢,毒蛇咬伤等	煎服
50	观音茶	剑叶耳草	主治支气管炎,小儿疳积	煎服

序号	药市名	中文名	用途	用法
51	笔管草，da tong	木贼	主治黄疸肝炎，骨折	外用
52	鱼腥草，cha wei	蕺菜	清热解毒；主治尿路感染，黄疸肝炎	煎服
53	小连翘	元宝草	解毒消肿；主治月经不调，消化道出血，吐血，衄血；外用治外伤出血，疗疮肿毒，毒蛇咬伤	煎服，外用
54	田基黄	地耳草	清热解毒；主治肝炎，肾炎，青竹蛇咬伤	煎服
55	五味子	南五味子	主治胃病，风湿，腰痛	煎服，外用
56	八角	八角	杀菌；主治皮肤病，疮毒	浴用
57	刺芋	刺芋	清热除湿，利尿消肿；主治风湿痹痛，跌打损伤	煎服，泡酒后内服外擦，或与猪骨炖食
58	益母草	益母草	主治月经不调，胎漏难产，产后血晕，瘀血腹痛等	煎服
59	铁扫帚，nia tang ou	截叶铁扫帚	健脾消食；主治小儿疳积	根煎服，叶与猪肉炖食
60	路路通	枫香	清热解毒，通经；主治月经不调，风湿性关节痛	煎服，药浴熏洗
61	紫草根	紫草	清热解毒，通便润肠；主治血热毒盛，大便干燥，湿疹，小儿皮炎，烧烫伤	煎服，根研粉外擦
62	金银花	金银花	清热解毒，主治痢疾，痈肿及一切时毒热症；外用有防腐、促愈合的作用	煎服，外用洗涤
63	淡竹叶	淡竹叶	清热利尿；主治一般热病，胃热呕吐，小儿高热抽搐及烦躁多啼，小便短涩等	煎服
64	舒筋草	铺地蜈蚣	主治风湿骨痛	煎服
65	十大功劳，meihonglian	细叶十大功劳	清热解毒；主治小儿头疮	外用

(续表)

序号	药市名	中文名	用途	用法
66	千斤拔	千斤拨	祛风除湿,强筋活血,消炎止痛;主治风湿痹痛,跌打损伤,瘫痪,咽喉炎,肝炎,头痛等	煎服,外用适量
67	木鳖子,muokou	木鳖	散结消肿	磨水后外用
68	罗汉果	罗汉果	清肺止咳,润肠通便	开水泡展,煎服
69	鸡血藤	鸡血藤	补血,通经络,强筋骨;主治贫血,月经不调,腰腿痛等	煎服,外用适量
70	地黄连	矮陀陀	清热解毒,消肿止痛;主治跌打损伤,风湿痹痛	煎服、泡面,捣烂外敷
71	野芭蕉	小果野蕉	主治高血压	煎服
72	青天葵	青天葵	润肺止咳,清热解毒;主治肺结核咳嗽,支气管炎,小儿肺炎;疮疖肿痛	煎服,或鲜叶捣烂调红糖外敷
73	散血草,yazhaizhong	耳草	清热解毒;主治感冒发热、肺热咳嗽	煎服
74	小金花草,kehun	日本金粉蕨	消炎解毒;主治急性肠胃炎,痢疾、小儿赤痢	煎服
75	千张纸	木蝴蝶	清热解毒;主治肺痨咳嗽;外用治皮肤溃疡	煎服,外用
76	七叶一枝花,qiage dong	南重楼	主治胃痛,跌打损伤,风湿关节炎	煎服,外用
77	九头狮子草	九头狮子草	清热解毒,祛风,化痰;主治风热咳嗽,小儿惊风,喉咙痛,乳痈等	煎服,捣烂外用
78	鹤顶兰	鹤顶兰	祛痰止咳,活血止血;主治跌打肿痛,乳腺炎,外伤出血	煎服,外用时捣烂外敷
79	石油菜	圆叶石油菜	清热解毒,化痰止咳;外治烫伤	煎服,捣烂外敷
80	马尾松,meizhong	马尾松	主治风疹,疮伤溃烂久不收口	外用

（续表）

序号	药市名	中文名	用途	用法
81	黄华倒水莲，kehuaxian	黄花倒水莲	活血止痛；主治子宫脱垂，脱肛，产后体虚等	与鸡肉炖食，煎服
82	黄精	德保黄精	滋补药，补中益气，安五脏，益脾胃，润心肺	煎服
83	虎杖	虎杖	清热解毒，活血散瘀，利尿消肿；主治急性风湿性关节炎，跌打骨折，黄疸肝炎	煎服
84	杠板归	杠板归	清热解毒，利尿，止痒	煎服、捣烂外擦或浴用治湿疹
85	水黄皮	水黄皮	催吐剂，外用治疥疮	微量内服，捣烂外敷
86	葫芦钻	石柑子	祛风除湿，活血散瘀，消积，止咳；主治跌打损伤，风湿性关节炎，小儿疳积，咳嗽，骨折，中耳炎，鼻窦炎	酒泡服、水煎服或外用
87	生地黄	地黄	清热凉血	煎服
88	大过山龙	崖角藤、过山龙	主治跌打损伤，骨折，蛇咬伤，痈疮疖肿，捣烂外敷患处，小儿百日咳，咽喉肿痛	取少量煎服
89	青竹标	爬树龙、小过山龙	主治骨折，跌打损伤，风湿麻木，支气管炎，百日咳	取少量煎服或泡酒，外用
90	麦冬	沿阶草	主治咳嗽	煎服
91	金樱子，gu wang	金樱子	主治遗尿，盗汗，小儿惊厥	煎服
92	九节风	草珊瑚	主治跌打损伤，痈疮肿痛	煎服
93	三白草，ha xingnong	三白草	清热解毒；主治尿路感染，黄疸肝炎	煎服
94	水田七	水鸡仔	止血，止咳化痰；主治跌打损伤	煎服，外用

(续表)

序号	药市名	中文名	用途	用法
95	四方草	半枝莲	清热解毒,消肿散瘀;主治肝炎,肝硬化腹水,痈肿疮毒,毒蛇咬伤,损伤出血等	煎服
96	江南卷柏	卷柏	止血化瘀,清热,利尿;主治呕血,咳血,便血,血崩,痔疮,肝炎,跌打内伤等	煎服、捣汁外用
97	牛尾菜	牛尾菜	祛痰止咳,舒经活络;主治支气管炎,肾虚腰痛,风湿痹痛	煎服,与猪骨炖食
98	土三七	姜叶三七	活血散瘀,消肿止痛	煎服,外用酒炒后热敷
99	百部	对叶百部	温肺止咳	煎服
100	金花草	乌蕨	主治湿疹	浴用
101	金不换	华千金藤	健胃止痛	煎服
102	土人参,lai le gen	土人参	补中益气,润肺生津	与鸡肉炖食
103	扁担藤	扁担藤	主治风湿痹痛,跌打损伤	煎服
104	宽筋藤,松箭藤	中华青牛胆	舒筋活络,祛湿驱风;主治风湿痹痛,肌腱挛缩等	浴用
105	香椿,min ne mu ya	香椿	主治皮肤瘙痒	浴用
106	络石藤	络石	祛风除湿,活血通络	煎服
107	土半夏	犁头尖	散瘀,止血,消肿,解毒;主治跌打损伤,乳痈,瘰疬,疥癣	外用
108	马鞭草,ya dang yan	马鞭草	凉血散瘀,清热解毒;主治感冒发热,黄疸肝炎,小儿破伤风	煎服
109	血风藤	翼核果	主治风湿性关节炎,贫血,月经不调	煎服
110	五指风	黄荆	主治感冒,支气管炎	煎服
111	了哥王	了哥王	消炎解毒;主治支气管炎,肺炎,腮腺炎,风湿痛等	煎服

（续表）

序号	药市名	中文名	用途	用法
112	苍耳	苍耳	主治湿疹,风疹	浴用
113	两面针,jiao yong	毛两面针	主治风湿骨痛,跌打肿痛,牙痛	煎服
114	ma ji biong	竹叶椒	感冒	煎服

附录5 靖西端午药市动物药药用价值及用法

附表28 靖西端午药市动物药药用价值及用法

动物名称	入药部位(中药名)	药用价值	常见民间用法
蛤蚧 *Gekko gecko*	去内脏干燥全体	有补肺益肾、助阳益精、止咳平喘等功效;主治阳痿早泄、虚劳喘咳、气喘消渴、肺结核、精神不振等症	将蛤蚧内脏去除烘干,取干制蛤蚧一对切成小块与1 000 mL 白酒密封浸泡3个月后可饮用,用量:每次30 mL,一日一次;长期饮用有延年益寿、壮阳补肾的功效
蜈蚣 *Scolopendrasubs-pinipes*	干燥虫体	有息风止痉、攻毒散瘀、消肿止痛效果;主治伤口感染化脓,破伤风,面部麻痹,风湿关节疼痛,蛇虫咬伤、百日咳等症	①蜈蚣浸茶籽油:将成虫生活的蜈蚣浸于200 mL 茶籽油中,浸至蜈蚣虫体腐烂即可;用于治疗化脓性感染的伤口,均匀涂于患处即可;②将蜈蚣烘烤成黄色,研磨成粉末,开水冲服,与黄连、大黄、生甘草等同用,可治疗毒蛇咬伤
蝎 *Buthusmartensii*	全蝎,干燥虫体	有息风镇痉,通络止痛,攻毒散结、抗癌防癌等功效;主治肝风内动,痉挛抽搐,小儿惊风,中风口喝,半身不遂,破伤风,风湿顽痹,偏正头痛,疮疡,瘰疬,提高人体免疫力,抗癌	取30～40 只活生蝎子,放入500 mL 茶籽油浸泡,12 h后即可使用(时间越长药用效果越好),用于治疗烧伤,使用时将烧伤处水泡剪破,再涂抹此油,能很快起到止痛的效果,并在短期内痊愈
泽蛙 *RanaLimnocharis*	全体	具有利湿解毒、健脾消食的功效;主治痈肿,热疖,瘰疬,泻痢,疳积等症	煎汤,内服

（续表）

动物名称	入药部位(中药名)	药用价值	常见民间用法
中华大蟾蜍 *Bufogargarizans*	去内脏干燥体(干蟾)、耳后及皮肤的排泄物(蟾酥)	蟾酥:有强心、改善心肌血流量、增强心肌供氧、利尿、促进胆汁分泌、促进胰腺分泌、抑制胃液分泌、抗炎症、止痛、解毒的功效;主治痈疽疔疮、喉咙肿痛、腹泻、腹疼神昏、心力衰竭、手术麻醉等,近几年用于抗肿瘤 干蟾:有除湿热、散肿毒的功效;主治小儿痨热、腹胀泄泻;外用于痈肿恶疮、皮肤瘙痒等症	将活蟾蜍杀死除去内脏、皮和头部,将其焙烤干,研磨成粉末;此外用面粉、猪胆汁等量混匀,文火炒松研末;按7∶3的比例将蟾蜍粉和猪胆面粉混匀即可用于治疗慢性支气管炎,用法:每日3次,每次2～3 g,内服,饭后服用
蜜蜂 *Apissinensis*	蜂蜜、幼蜂	蜂蜜:有补中润燥,润喉化痰的功效;主治肺燥咳嗽,肠燥便秘,胃虚疼痛,口舌生疮,汤火灼伤,鼻渊头痛,解乌头毒等症 幼蜂:有益气,排毒,镇痛功效;主治身体虚弱,心腹疼痛,乳少,丹毒,大便干涩等症 蜂蜡:有解毒、生肌、定痛之功效;主治疮痈内攻、溃疡、烧伤烫伤等症	取蜂房加入沸水中,溶解,趁热过滤除去杂质,取滤液,冷却后蜂蜡凝结成块,浮在上面,取麻油120 g,当归30 g,用麻油将当归煎焦,除去渣,加入蜂蜡30 g,搅拌使其熔化,摊在布上敷于患处,用于治疗疮痈内攻、溃疡、烧伤烫伤
豪猪 *Hystrixhodgsoni*	棘刺、肉、胃	棘刺:有行气之功效;主治心气痛 肉:有润肠之功效;主治大便不畅 胃:有清热解毒的效果;主治黄疸、水肿和脚气等症	将豪猪刺碳化后研磨成粉末。①粉末可用于止血生肌,将粉末均匀涂于伤口处即可快速止血并加快伤口愈合;②用于治疗胃痛、消化不良,取粉末与蜂蜜拌服,每天睡前30 min服用,用量为1～2根刺量;③用于咽喉炎、牙痛,取粉末与茶籽油或生鸭蛋清拌服,每日睡前服用,牙痛含服,每次1～2根刺量
海马 *Hippocampus japonicus*	除去皮角膜及内脏的全体	有补肾壮阳、化结消肿、调和气血之功效;主治阳痿早泄,尿频尿不尽,肾虚作喘,癥瘕积聚,外伤止血;外	①海马烤焦研成粉末,可用于止血,将粉末均匀涂于流血伤口处可快速止血;②海马熟地炖羊肉,用于壮

（续表）

动物名称	入药部位（中药名）	药用价值	常见民间用法
		治痈肿疮毒，月经稀发，经闭等症	阳益精，取海马5条，羊肉500 g，熟地50 g，生姜5片，盐适量羊肉切片，加入适量水，加盖炖3 h，方可食用；③海马配以当归、北芪、党参、山药、大枣、枸杞和鸡肉一起炖汤，可当作滋补品食用
海龙 *Syngnathusacus*	除去皮膜及内脏的全体	有补肾壮阳，益气养血，催生功效；主治阳痿，老人神衰力少，妇人血气腹痛；外用于疗肿疮毒，研末调敷	海龙与海马用法相同，海龙药效比海马要强
海星 *Asteriasamurensis*	干燥全体	有清热、平肝、镇惊安神，和胃止痛，厚肠止泻的功效；主治小儿急慢惊风、破伤风、癫痫、胃脘痛、反酸、腹泻、胃溃疡等症	焙干研磨成粉末。①用于治疗腹泻，开水冲服，日服3次，每次3 g；②用于治疗中耳炎，取粉末与麻油调匀，去适量加入耳内
眼镜蛇 *Najaatra*	除去内脏的全体、蛇毒	全体：有祛风除湿、活血镇痛的功效；主治风湿关节炎，小儿麻痹、腿脚麻木、脚气等症，浸酒内服 蛇毒：有镇痛和溶血的作用，可提高机体免疫功能、抗血栓、抗血小板聚集，并可抗炎；对呼吸窘迫征、肺水肿等有防治作用	取生活的眼镜蛇成蛇浸入40度以上的白酒中，浸泡时注意蛇头必须在酒的液面下，蛇与酒的重量比一般为1∶5，浸泡一年才可用药，蛇酒主要用于治疗风湿
眼镜王蛇 *Ophiophagushannah*	除去内脏的全体、蛇毒	全体：有祛风除湿、活血镇痛的功效；主治风湿关节炎，小儿麻痹、腿脚麻木、脚气等症，浸酒内服 蛇毒：有镇痛和溶血的作用，可提高机体免疫功能、抗血栓、抗血小板聚集，并可抗炎；对呼吸窘迫综合征、肺水肿等有防治作用	同眼镜蛇
灰鼠蛇 *PryasKorros*	除去内脏的全体	有祛风止痛，舒筋活经的功效；主治风湿痹证、腰腿酸痛、肢体麻木、半身不遂、小儿麻痹等症，浸酒服	三蛇药酒：以灰鼠蛇、金环蛇和眼镜蛇作为原料一起浸酒，用于治疗风湿关节炎、腿脚麻木，内服

（续表）

动物名称	入药部位（中药名）	药用价值	常见民间用法
王锦蛇 *Elaphecarinata*	蛇蜕	有祛风，定惊，退翳，止痒，解毒消肿的功效；主治惊痫抽搐、角膜翳障、风疹瘙痒、喉痹、口疮、龈肿、痈疽、恶疮、烫伤	用于治疗中耳炎，将蛇蜕烧灰研末，与麻油调匀，涂抹于患处
银环蛇 *Bungarusmulti-cinctus*	幼蛇去内脏全体，称金钱白花蛇	有祛风通络、定惊止痉的功效；主治风湿痹痛、筋脉拘急、半身不遂、小儿惊风、破伤风、麻风、疥癣、梅毒、恶疮等症	金钱白花蛇：取银环蛇幼蛇，去内脏，经乙醇浸泡处理，盘成圆形，干燥。①取金钱白花蛇 1 条，放入 500 mL 白酒浸泡 7 日，用于治疗风湿痹痛、肢节屈伸不利，口服，一日 2 次，一次 20～30 mL；②用于治疗小儿脑积水，取金钱白花蛇、冬虫夏草等量，一起研磨成粉末，开水冲服，每晚 3 g
犬 *Canisfamiliaris*	狗肾、狗鞭，为狗的阴茎和睾丸干燥体	有暖肾壮阳、益精补髓之功效；主治肾阳衰弱，阳痿遗精，腰膝痿弱无力等症	取土狗肾1具，菟丝子50 g，淫羊藿 50 g，蛇床子50 g，白酒 1 000 g，将药捣碎，白酒浸泡 7 日后可服用，用于壮阳补肾，每次 10 mL，每日 3 次
乌梢蛇 *Zaocysdhummades*	去内脏的干燥全体	有祛风湿、通经络的功效；主治风湿痹痛，中风半身不遂，肌肤麻木，骨、关节结合、小儿麻痹、破伤风、麻风，皮疹瘙痒、疥癣等症	内服，煎汤；研粉吞服；亦可浸酒